Christiane Eichenberg
Henrik Bischoff
Julian Krusche

Künstliche Intelligenz und Psychotherapie

Klett-Cotta

MIX
Papier | Fördert gute Waldnutzung
FSC® C083411

Klett-Cotta
www.klett-cotta.de
J. G. Cotta'sche Buchhandlung Nachfolger GmbH
Rotebühlstraße 77, 70178 Stuttgart
Fragen zur Produktsicherheit: produktsicherheit@klett-cotta.de

Cover: Bettina Herrmann, Stuttgart
unter Verwendung einer Abbildung von pop_jop/iStock by Getty Images
Gesetzt von Dörlemann Satz, Lemförde
Gedruckt und gebunden von CPI – Clausen & Bosse, Leck
ISBN 978-3-608-98936-6
E-Book ISBN 978-3-608-12588-7
PDF-E-Book ISBN 978-3-608-20756-9

Bibliografische Information der Deutschen Nationalbibliothek
Die Deutsche Nationalbibliothek verzeichnet diese Publikation in der Deutschen Nationalbibliografie; detaillierte bibliografische Daten sind im Internet über http://dnb.d-nb.de abrufbar.

Inhalt

TEIL 4 Ausblick und Zukunftsvisionen

Einleitung

Revolution der Psychotherapie? Chancen und Herausforderungen durch Künstliche Intelligenz

Die Integration Künstlicher Intelligenz (KI) in die Psychotherapie hat in den letzten Jahren zunehmende Aufmerksamkeit in Fachkreisen und der breiten Öffentlichkeit erfahren. Während einige Fachvertreter:innen KI als potenziellen Innovationsmotor betrachten, der Zugangshürden senkt und neue Behandlungsmöglichkeiten eröffnet, warnen andere vor tiefgreifenden ethischen, interpersonellen und professionellen Herausforderungen oder sogar Gefahren. Die Diskussion ist durch eine hohe Ambivalenz gekennzeichnet, die sowohl Chancen als auch Risiken der technologischen Entwicklung betont.

Potenziale: Zugang, Skalierbarkeit, Entstigmatisierung und Personalisierung

Ein zentrales Argument für den Einsatz von KI in der Psychotherapie ist die Möglichkeit, Versorgungslücken zu schließen. In vielen Regionen der Welt besteht ein gravierender Mangel an qualifizierten Therapeut:innen. KI-gestützte Chatbots wie »Woebot« oder »Therabot« haben in ersten randomisiert-kontrollierten Studien eine signifikante Reduktion von u.a. depressiven und ängstlichen Symptomen gezeigt (Fitzpatrick et al., 2017; Heinz et al., 2025). Derartige Systeme bieten niedrigschwellige Hilfe rund um die Uhr und können insbesondere für Personen mit milden Symptomen eine erste Entlastung darstellen. In dem Sinne ist die Skalierbarkeit, d.h. die Fähigkeit digitaler Interventionen, eine große Anzahl von Patient:innen gleichzeitig zu betreuen, ohne dass die Qualität der Behandlung leidet oder zusätzliche personelle Ressourcen benötigt werden, gerade in Regionen mit begrenztem Zugang zu psychotherapeutischer Versorgung von immensem Vorteil.

Darüber hinaus könnte der Einsatz von KI zur Entstigmatisierung psychischer Erkrankungen beitragen. Die Interaktion mit einem digitalen System scheint für viele weniger schambesetzt als das Gespräch mit einer realen Person, wodurch die Bereitschaft zur Inanspruchnahme psychologischer Hilfe steigen kann (Inkster et al., 2018). Auch die Möglichkeit zur individuellen Anpassung durch Echtzeit-Analyse großer Datenmengen wird als Vorteil gewertet.

Herausforderungen: Beziehung, Ethik und Verantwortung

Trotz dieser Potenziale bleibt die Frage offen, ob KI die Qualität der zwischenmenschlichen therapeutischen Beziehung adäquat reproduzieren kann. Die therapeutische Allianz gilt als einer der stärksten Wirkfaktoren in der Psychotherapie (Wampold, 2015). Kritiker:innen argumentieren, dass Empathie, Intuition und emotionale Resonanz durch Maschinen weder authentisch erzeugt noch sinnvoll simuliert werden können. Aktuelle KI-Systeme operieren auf Basis statistischer Mustererkennung, nicht echter Bedeutungszuschreibung oder emotionalen Mitgefühls.

Ethische und rechtliche Fragen verstärken diese Bedenken. Der Einsatz KI-gestützter Systeme wirft komplexe Fragen des Datenschutzes, der Haftung und der Transparenz auf (Floridi et al., 2018). Viele KI-Anwendungen stammen von privaten Technologieunternehmen, deren Geschäftsmodelle nicht primär auf therapeutische Qualität, sondern auf Skalierbarkeit und Marktdurchdringung abzielen. Auch besteht die Gefahr algorithmischer Verzerrungen (»bias«), wenn Trainingsdaten nicht divers genug sind oder kulturelle und sprachliche Eigenheiten nicht berücksichtigt werden. Dadurch können bestimmte Patient:innengruppen systematisch benachteiligt oder falsch eingeschätzt werden (Obermeyer et al., 2019), was insgesamt zu Vertrauensproblemen führen kann.

Zwischen Innovation und Regulierung

Die Psychotherapie steht damit an einem Scheideweg: Zwischen technologischem Fortschritt und professioneller Verantwortung ist eine kritische Auseinandersetzung über den sinnvollen Einsatz von KI notwendig. Zentral ist dabei die Entwicklung evidenzbasierter Standards und ethischer Leitlinien für KI-gestützte Interventionen (siehe Teil 3 in diesem Band). Welche Rolle KI in der Psychotherapie künftig einnehmen kann und welche Szenarien daraus erwachsen, skizzieren wir am Ende des Buches. Auf Basis der derzeitigen Evidenz sollte KI jedoch nicht als Ersatz, sondern als Werkzeug verstanden werden, das bestehende therapeutische Angebote ergänzt. Entscheidend ist dabei, dass sich Therapeut:innen nicht auf die Rolle passiver Nutzer:innen beschränken, sondern sich aktiv an der Gestaltung dieser Entwicklungen beteiligen. Nur wenn psychotherapeutisches Fachwissen in die technische Entwicklung und Implementierung einfließt, kann sichergestellt werden, dass KI-Anwendungen nicht an den Bedarfen von Patient:innen vorbeigehen oder einseitig durch ökonomische oder technologische Interessen geprägt werden. Die Zukunft der Psychotherapie mit KI darf nicht allein von technischen Entwickler:innen und Unternehmen definiert werden – sie muss von Psychotherapeut:innen mitverantwortet und mitgestaltet werden. Nur dann kann von einer echten therapeutischen »Revolution« im Sinne der Patient:innen gesprochen werden. Gerade wenn davon ausgegangen wird, dass KI-Systeme und personalisierte KI-Assistenten Teil der normalen Lebensrealität von Patient:innen sein werden (Schäfer, 2024), sollte nicht nur die Ethik dem technologischen Fortschritt einen Schritt voraus sein, sondern auch Psychotherapeut:innen diese Entwicklungen antizipieren.

Ersetzen Computer den Therapeuten? Ängste im Berufsstand vs. Hoffnungen bei Patient:innen?

Technologische Weiterentwicklungen bzw. die Einführung neuer Technologien haben bereits in der Vergangenheit Skepsis und Ängste unter Psychotherapeut:innen ausgelöst – insbesondere dann, wenn diese als potenzieller Ersatz für traditionelle zwischenmenschliche Therapieformen wahrgenommen wurden. Ein prägnantes Beispiel dafür ist die Einführung der Online-Therapie: Zu Beginn war sie häufig mit Vorbehalten verbunden, da viele Fachkräfte befürchteten, dass durch den Wegfall des physischen Kontakts die therapeutische Beziehung, ein zentrales Element erfolgreicher Psychotherapie, beeinträchtigt werde (Eichenberg & Kienzle, 2013). Kritische Stimmen äußerten Zweifel daran, ob emotionale Nuancen und nonverbale Signale – wesentliche Bestandteile der zwischenmenschlichen Interaktion – über digitale Kanäle überhaupt ausreichend erfasst und verarbeitet werden können. Zudem wurde hinterfragt, ob digitale Angebote in der Lage seien, die gleiche Tiefe und Wirksamkeit wie klassische Face-to-Face-Settings zu erreichen, auch wenn seit über 15 Jahren Studien existierten, die die Effektivität belegen (Barak et al., 2008). Ein ähnlicher Diskurs wurde auch in anderen helfenden Berufsgruppen geführt, so z.B. von psychosozialen Berater:innen, die mit der Einführung jeder neuen Beratungsmodalität (Telefon, Internet, SMS usw.) grundlegende Zweifel bezüglich Professionalität, Wirksamkeit und Qualität der Beziehungsgestaltung konstatierten (Eichenberg, 2011).

Es ist leicht nachvollziehbar, dass Ängste und Skepsis in unserem Berufsstand mit der Einführung generativer KI-Chatbots, die menschliche Sprache verstehen und selbst Texte erzeugen können (siehe Kap. 4), aggravieren. Während noch vor einiger Zeit angenommen wurde, dass KI niemals in die Domäne der Psychotherapie vordringen könnte, da man Computern nur mechanisches Wissen zuschrieb (Tahan & Saleem, 2024), belegen aktuelle Studien die Wirksamkeit eines vollständig KI-basierten Therapie-Chatbots bei klinisch relevanten psychischen Symptomen (Depression, Generalisierte Angststörung, Essstörungen). Zudem wurde der Therapiebot gut angenommen und erhielt hohe Nutzerbewertungen. Die Autor:innen sehen in feinjustierten generativen KI-Chatbots einen praktikablen Ansatz zur personalisierten psychologischen Gesundheitsversorgung im großen Maßstab (Heinz et al., 2025). Damit bekommen die Befürchtungen, dass eine echte menschliche Beziehung durch eine künstlich erzeugte Kommunikation und Intervention ersetzt wird, einen neuen Realitätsbezug im Zeitalter generativer KI – denn hier wird nicht nur das Medium, sondern auch der Interaktionspartner selbst digitalisiert.

Die Ängste und Befürchtungen von Psychotherapeut:innen, aber auch von Angehörigen weiterer Gesundheitsberufe im Zusammenhang mit KI sind bereits Gegenstand von Studien geworden. So fassen Tahan und Saleem (2024) in ihrem Review auch die Befürchtungen von Psychotherapeut:innen zusammen: Da Psychotherapie nicht länger ausschließlich professionellen menschlichen Psychotherapeut:innen vorbehalten sei, Patient:innen nun auf niedrigschwellige Weise psychologische Unterstützung über KI-basierte Systeme erhalten könnten, die häufig ortsunabhängig, kostengünstig und rund um die Uhr verfügbar sei, könnte es zu einer Verschiebung der Rolle menschlicher Therapeut:innen kommen. Dabei seien psychodynamisch orientierte Therapeut:innen skeptischer bezüglich der Frage, ob therapeutische Prozesse wie Übertragung und Gegenübertragung und damit eine therapeutische Beziehung überhaupt mit und zu einer KI möglich seien, wobei wir aus der Vergangenheit bei der therapeutischen Adoption anderer Medien bereits wissen, dass Psychodynamiker:innen deutlich negativer eingestellt sind als Verhaltenstherapeut:innen, eben weil die therapeutischen Konzepte Letzterer leichter an und mit Medien durchführbar sind (Eichenberg & Kienzle, 2013).

Ein zentrales Motiv der Skepsis ist auch die Angst vor Jobverlust. Wie in anderen Bereichen (Bankwesen, Kundenservice, Recht, Gesundheit) wird befürchtet, dass KI menschliche Fachkräfte ersetzt. In einer türkischen Studie an Therapeut:innen, Ärztinnen und Ärzten sowie Pflegekräften äußerten sich 10% der Befragten besorgt darüber, dass KI sie ersetzen könnte (Castagno & Khalifa, 2020). In einer breit angelegten Studie mit Ärztinnen und Ärzten aus verschiedenen Bereichen des Gesundheitswesens wurden Fragen wie »Kann KI menschliche Arbeit im Gesundheitswesen ersetzen?«, »Werden Menschen durch KI träge?« oder »Was passiert, wenn Menschen abhängig von KI werden?« gestellt. Viele äußerten dabei erhebliche Sorgen um den Erhalt ihrer Arbeitsplätze. Allerdings wurde die Sorge nicht als übermäßig groß bewertet, da viele auch der Meinung waren, dass KI noch nicht weit genug entwickelt sei, um das Gesundheitswesen vollständig zu übernehmen (Filiz et al., 2022). Eine weitere Studie fokussierte den Bereich der Psychiatrie. Von fast 800 Psychiater:innen aus 22 verschiedenen Ländern wurden per Online-Fragebogen die Einschätzungen zur Wahrscheinlichkeit, dass zukünftige Technologien Ärztinnen und Ärzte bei der Ausführung von zehn zentralen psychiatrischen Aufgaben vollständig ersetzen könnten, erfasst. In drei offenen Fragen wurden sie gefragt, ob sie glaubten, dass KI ihren Beruf in den nächsten 25 Jahren übernehmen könne, welche Risiken sie sahen und welche Empfehlungen sie abgeben wollten. Die Antworten wurden in vier Hauptkategorien unterteilt: Interaktion zwischen Patient:in und Psychiater:in, Qualität der medizinischen Versorgung, der Beruf selbst und Gesundheitssysteme (Blease et al., 2020). Die allgemeine Meinung war, dass bestimmte Aspekte der Behandlung durch KI ersetzt werden könnten. Manche prognostizierten, dass KI dazu führen werde, dass Psychiater:innen aus dem Behandlungsprozess vollständig verdrängt werden. Aussagen wie »Jobs will reduce as AI will replace humans« oder »I believe psychiatrists (and physicians in general) will continue to be more and more marginalized by AI, and that more treatment decision making will be guided by AI in the future« zeigten tiefe Besorgnis und die aktuellen Entwicklungen wurden als massive Bedrohung aufgefasst: »More interference with the process of doctoring. See no good coming from it« oder »The end of the psychiatrist profession«, wobei andere sich positiv äußerten (»Looking forward to artificial intelligence applications as quickly as possible«) oder auch Potenzial in einer Zusammenarbeit von Mensch und KI bei Diagnosen und Behandlungsentscheidungen sahen: KI könne vor allem administrative Aufgaben wie Dokumentation übernehmen und dabei klinische Prozesse unterstützen (Blease et al., 2020).

Insgesamt muss bei den Ergebnissen berücksichtigt werden, dass zum Zeitpunkt aller drei Studien die erste öffentlich zugängliche generative KI, sprich Chat-GPT von OpenAI, noch nicht veröffentlicht war.

Neben der Perspektive der Behandelnden stellt sich die zentrale Frage, ob Patient:innen überhaupt Vertrauen und einen emotionalen Bezug zu einem KI-System aufbauen können (vgl. Kap. 13). Dass Vertrauen in Technologien zentral ist, um diese zu nutzen (Bach & Mannikko, 2025), ist unbestritten; hingegen wird die Rolle der emotionalen Bindung an die KI kontroverser diskutiert und ist Gegenstand aktueller Forschung. Während man – angelehnt an die therapeutische Allianz als zentraler Wirkfaktor in der Psychotherapie (Bordin, 1979) – davon ausgehen kann, dass eine emotionale Bindung auch bei der digitalen

Kommunikation über psychische Probleme notwendig sein muss, so zeigen erste Befunde ein differenzierteres Bild: Die Beziehung spielt bei generativer KI eine untergeordnete Rolle, kann jedoch nützlich sein. Das Erleben von Empathie kann die Nutzungsbereitschaft und subjektive Wirksamkeit erhöhen. Studien zeigen, dass Nutzende durch Selbstoffenbarung gegenüber Chatbots ähnliche psychologische Vorteile erfahren können wie im Gespräch mit Menschen – und das, ohne dass eine klassische therapeutische Bindung erforderlich ist (Prinzip der Medienäquivalenz; Ho et al., 2018). Eine Studie, die die KI-gestützte App Woebot untersuchte, kam zu einem ähnlichen Befund: Woebot erwies sich bei depressiven Symptomen als wirksam, ohne dass dafür eine emotionale Bindung Voraussetzung war, da der Bot bewusst als »nicht-menschlich« (i.S. einer Anthropomorphisierung) konzipiert worden war (Fitzpatrick et al., 2017). Insgesamt wissen wir, dass Nutzer:innen eine therapeutische Bindung an Chatbots aufbauen können (Darcy et al., 2021). So zeigte sich in einer Studie von Beatty und Kolleg:innen (2022) zum KI-gestützten Chatbot Wysa, dass die Werte, die die Nutzer zur therapeutischen Allianz angaben, mit denen aus anderen Studien vergleichbar waren, in denen Menschen in traditionellen Psychotherapien oder Online-Programmen zur psychischen Gesundheit behandelt wurden. Ob und welche Varianzaufklärung diese sog. digitale therapeutische Allianz (für ein Rahmenkonzept siehe Malouin-Lachance et al., 2025) mit der KI an der Symptomreduktion haben, d.h., ob und in welchen Ausmaß sie als Mediator fungiert, muss in dezidierten Studien geklärt werden (Darcy et al., 2021).

Welche Einstellungen und Nutzungsbereitschaft zeigen Patient:innen? In einer Untersuchung von Boeldt und Kolleg:innen (2015) zeigte sich, dass Patient:innen bei Diagnosen teilweise mehr Vertrauen in KI als in Ärztinnen und Ärzte hatten. Bereits vor zehn Jahren gaben in einer Umfrage 70% der Befragten an, starkes Interesse daran zu haben, mithilfe von Technologie ihre psychische Gesundheit zu überwachen (Torous et al., 2014). Konkret auf KI-basierte Chatbots bezogen, gibt eine aktuelle Interviewstudie mit 29 Erwachsenen Aufschluss über deren Einstellungen (H.S. Lee et al., 2024). Die meisten standen diesen Agenten grundsätzlich positiv gegenüber und schätzten deren Nutzen sowie das Potenzial, den Zugang zur Versorgung zu verbessern, wobei manche auch eine vorsichtige Optimismushaltung einnahmen. Etwa die Hälfte äußerte jedoch auch negative Ansichten, insbesondere in Bezug auf das fehlende Einfühlungsvermögen der KI, technische Begrenzungen bei komplexen psychischen Problemen und den Datenschutz. Die Mehrheit wünschte sich eine gewisse menschliche Beteiligung bei KI-gestützter Therapie und zeigte sich besorgt darüber, dass KI-Chatbots als Ersatz für menschliche Therapie gesehen werden könnten. Zum gleichen Ergebnis kommt Lukas (2025), die 444 Teilnehmende aus der deutsche Allgemeinbevölkerung befragte – mit dem Ergebnis, dass 27% bereits ihre Sorgen Konversationsagenten anvertrauen. Dabei befürworteten sie eher den Einsatz von Konversationsagenten als durch Fachkräfte gesteuerte Begleiter, nicht jedoch als eigenständige »Expert:innen«, sodass insgesamt der Wunsch nach aktiver therapeutischer Führung der KI deutlich wird.

Die Frage, ob Computer uns Therapeut:innen ersetzen können, wird sowohl von Ängsten als auch von Hoffnungen begleitet, die jedoch bei beiden Gruppen einen unterschiedlichen Inhalt haben. Psychotherapeut:innen befürchten, dass KI die traditionelle therapeutische Beziehung gefährden könnte, insbesondere da sie emotionale Nuancen und komplexe zwischenmenschliche Prozesse wie Übertragung und Gegenübertragung nicht adäquat verarbeiten kann. Viele Fachleute sorgen sich um den Verlust oder zumindest eine Umstrukturierung ihrer Arbeitsaufgaben, da KI-Therapien eine kostengünstige und rund um die Uhr verfügbare Alternative darstellen könnten. Entsprechend können Psychotherapeut:innen ebenso Hoffnungen haben, von generativer KI z. B. in der Behandlungsplanung unterstützt, von administrativen Aufgaben entlastet zu werden.

Auch Patient:innen verbinden Hoffnungen mit KI, z. B. dahingehend, dass der Zugang zu psychischer Gesundheitsversorgung verbessert und eine niederschwellige Unterstützung angeboten wird. Einige sehen in KI eine wertvolle Ergänzung, besonders wenn diese unter der Aufsicht von Fachkräften erfolgt. Die meisten Patient:innen möchten keine vollständige Ersetzung durch Maschinen, sondern bevorzugen eine Zusammenarbeit von Mensch und KI. Somit würde die KI als »dritte Instanz« in der Psychotherapie fungieren (Schäfer, 2024). Offen bleibt die Frage, welches Nutzerverhalten Menschen zeigen, wenn ein psychotherapeutisches Angebot frei kontaktiert werden kann? Wie viel Bedarf besteht, wenn psychotherapeutische Gespräche mit einem Bot on demand möglich sind? Hier existiert einerseits die Hoffnung auf eine unbegrenzte Gesundheitsversorgung ohne Wartezeiten, gegenseitige Verpflichtungen und Diagnosen und damit Stigmatisierung, andererseits die Gefahr einer Übertherapierung und Abhängigkeit von einem Produkt, das finanzielle Interessen verfolgt (vgl. Schäfer, 2024).

Praxistipp

Dass neue synthetische Beziehungen durch die Nutzung von Chatbots entstehen und diese auch existierende menschliche Beziehungen prägen, ist leicht nachvollziehbar (Schäfer, 2024). Damit wird es auch ein Thema für die und in der Psychotherapie. Einerseits ist die eigene Haltung gegenüber KI-gestützten Chabots zu reflektieren, andererseits sind die Nutzung(sgewohnheiten), Erfahrungen, damit verbundenen Hoffnungen und Ängste unserer Patient:innen zu explorieren, im Sinne einer nun um KI-Angebote erweiterten Medienanamnese (Eichenberg, 2021b).

TEIL 1

Grundlagen von KI in der Psychotherapie

KAPITEL 1

Was ist Künstliche Intelligenz?

1.1 Definition und Abgrenzung

Künstliche Intelligenz ist heute mehr als nur ein Buzzword, als ein Modewort – sie ist zu einer wissenschaftlich fundierten Realität geworden (Fortuna & Gorbaniuk, 2022; Gbadegeshin et al., 2021), die auch die Psychotherapie grundlegend verändern kann (Z. Zhang & Wang, 2024). Doch was versteht man unter KI, und wie lässt sie sich von anderen digitalen Technologien abgrenzen, die bereits seit Jahren in der psychotherapeutischen Praxis Einzug gehalten haben?

Eine der am häufigsten zitierten Definitionen stammt von John McCarthy, der den Begriff 1956 prägte: KI sei »die Wissenschaft und das Engineering zur Herstellung intelligenter Maschinen, insbesondere intelligenter Computerprogramme« (McCarthy, 1956, 2007). Für die psychotherapeutische Praxis ist jedoch eine praxisnähere Definition hilfreicher: Künstliche Intelligenz bezeichnet Computersysteme, die Aufgaben ausführen können, die normalerweise menschliche Intelligenz erfordern, wie das Verstehen natürlicher Sprache, das Erkennen von Mustern, das Treffen von Entscheidungen oder das Lösen komplexer Probleme (Russell & Norvig, 2023).

Entscheidend für das Verständnis von KI in der Psychotherapie ist die Unterscheidung zwischen *schwacher KI* (narrow AI) und *starker KI* (artificial general intelligence; Groppe & Jain, 2024). Alle heute in der Psychotherapie eingesetzten KI-Systeme fallen in die Kategorie der schwachen KI: Sie sind auf spezifische Aufgaben spezialisiert, etwa die Analyse von Gesprächsinhalten, die Erkennung emotionaler Zustände oder die Bereitstellung personalisierter Interventionen. Im Gegensatz dazu würde eine starke KI über allgemeine Intelligenz verfügen, die der menschlichen ebenbürtig oder überlegen wäre, ein Szenario, das nach

Expert:innenschätzungen noch Jahre, wenn nicht Jahrzehnte entfernt ist (Bostrom, 2014). Eine umfassende Aggregation von 8590 Prognosen, bestehend aus Expert:innenbefragungen, Marktvorhersagen und öffentlichen Aussagen prominenter KI-Entwickler, deutet jedoch auf eine zunehmend mögliche zeitliche Vorverlagerung hin, mit gehäuften Erwartungen im Zeitraum 2026 bis 2035 (Dilmegani & Ermut, 2025).

Abgrenzung zu verwandten Technologien

Für Psychotherapeut:innen ist es wichtig, KI von anderen digitalen Technologien zu unterscheiden, die bereits etabliert sind:

Digitale Gesundheitsanwendungen (DiGA) wie solche von *HelloBetter* oder *Selfapy* verwenden oft regelbasierte Systeme, die vorprogrammierte Entscheidungsbäume abarbeiten. Diese sind wertvoll, aber nicht intelligent im eigentlichen Sinne, sie können nicht lernen oder sich an neue Situationen anpassen.

Teletherapie-Plattformen ermöglichen digitale Kommunikation, nutzen aber in der Regel keine intelligenten Algorithmen zur Analyse oder Unterstützung des therapeutischen Prozesses.

KI-gestützte Systeme hingegen können aus Daten lernen, Muster erkennen und ihre Leistung kontinuierlich verbessern (Thakkar et al., 2024). Sie können beispielsweise aus Millionen von Gesprächsverläufen lernen, welche Interventionen bei bestimmten Symptomkonstellationen am erfolgreichsten sind.

Die aktuelle Forschung zeigt, dass KI-basierte Konversationsagenten bereits klinisch relevante Verbesserungen bei psychischen Erkrankungen erzielen können. Eine systematische Übersichtsarbeit und Meta-Analyse von Li und Kolleg:innen (2023) untersuchte 35 Studien mit insgesamt über 17 000 Teilnehmern und zeigte, dass KI-basierte Konversationsagenten signifikante Effekte bei der Reduktion von depressiven Symptomen ($g = 0{,}64$) und psychischem Stress ($g = 0{,}70$) erzielen können. Die Wirksamkeit war besonders ausgeprägt bei multimodalen, generativen Systemen, die über mobile oder Messaging-Plattformen eingesetzt wurden.

1.2 Technische Grundlagen

Maschinelles Lernen

Um die Möglichkeiten und Grenzen von KI in der Psychotherapie zu verstehen, ist ein grundlegendes Verständnis der zugrundeliegenden Technologien erforderlich. Maschinelles Lernen (ML) bildet das Fundament der meisten modernen KI-Anwendungen und unterscheidet sich fundamental von traditioneller Programmierung (Xu et al., 2021).

Bei traditioneller Programmierung werden explizite Regeln definiert: »Wenn Patient:in A sagt, dann antworte B«. Bei maschinellem Lernen hingegen werden dem System große Datenmengen zur Verfügung gestellt, aus denen es selbstständig Muster und Zusammenhänge erlernt. Ein ML-System für die Psychotherapie könnte beispielsweise aus Tausenden dokumentierten Therapiegesprächen lernen, welche Formulierungen bei bestimmten emotionalen Zuständen am hilfreichsten sind (Goldberg et al., 2020; Rebelo et al., 2023).

Maschinelles Lernen lässt sich in drei fundamentale Ansätze unterteilen, die sich in der Art unterscheiden, wie das System aus Daten lernt.

Überwachtes Lernen (Supervised Learning) arbeitet mit bereits klassifizierten Trainingsdaten, bei denen sowohl die Eingabedaten als auch die gewünschten Ausgaben bekannt sind. Das System lernt, die Beziehung zwischen Input und Output zu erkennen, um später bei neuen, unbekannten Daten korrekte Vorhersagen treffen zu können (Sarker, 2021b; Taye, 2023). Dies entspricht dem Lernen mit einem erfahrenen Mentor, der bei jedem Beispiel die richtige Antwort vorgibt. Typische Anwendungen finden sich in der E-Mail-Spam-Erkennung (AlShaikh et al., 2025), der medizinischen Bilddiagnostik (Aljuaid & Anwar, 2022) oder der Spracherkennung (Tadevosyan et al., 2025). In der Psychotherapie könnte dies z. B. bedeuten, dass ein System aus Tausenden von Gesprächsausschnitten lernt, die Therapeut:innen bereits als »hilfreich« oder »weniger hilfreich« klassifiziert haben.

Unüberwachtes Lernen (Unsupervised Learning) analysiert Daten ohne vorgegebene Zielwerte oder Klassifikationen und identifiziert eigenständig Strukturen, Muster oder Gruppierungen in den Daten. Diese Methode eignet sich besonders zur Entdeckung verborgener Zusammenhänge, die möglicherweise nicht offensichtlich sind (Sarker, 2021b). Man kann dies mit einem Forscher vergleichen, der große Datenmengen durchkämmt und dabei unerwartete Muster entdeckt. Häufige Einsatzgebiete sind Marktforschung zur Kundensegmentierung (Nagaraj et al., 2023), Genomanalyse (R. Liu et al., 2020) oder die Analyse sozialer Netzwerke (Abbas, 2021). Therapeutisch angewendet kann dies bedeuten, dass ein System automatisch verschiedene Gesprächstypen oder emotionale Zustandsmuster aus reinen Textdaten identifiziert.

Verstärkendes Lernen (Reinforcement Learning) basiert auf einem Trial-and-error-Prinzip, bei dem das System durch Interaktion mit einer Umgebung lernt und dabei positive oder negative Rückmeldungen erhält. Das System optimiert sein Verhalten schrittweise, um die Wahrscheinlichkeit positiver Ergebnisse zu maximieren. Dieses Vorgehen ähnelt dem Erlernen einer komplexen Fähigkeit durch kontinuierliches Üben und Anpassen, das auf den erzielten Ergebnissen basiert (Alkam et al., 2025; Jayaraman et al., 2024). Bekannte Anwendungen umfassen autonome Fahrzeuge (Inamdar et al., 2024), Spielstrategien (L. Hu et al., 2025) oder Robotiksteuerung (Prasuna & Potturu, 2024). In der Psychotherapie könnte ein solches System beispielsweise durch kontinuierliches Patientenfeedback lernen, welche Interventionsstrategien in bestimmten Situationen die größte therapeutische Wirksamkeit erzielen (Frommeyer et al., 2025).

Aktuelle Marktanalysen zeigen, dass maschinelles Lernen das am schnellsten wachsende Technologiefeld im Bereich KI für mentale Gesundheit darstellt, mit einer durchschnittlichen jährlichen Wachstumsrate (Compound Annual Growth Rate, CAGR) von über 24 % bis 2030 (Grand View Research, 2024).

Deep Learning

Deep Learning, eine Unterkategorie des maschinellen Lernens, hat in den letzten Jahren zu den größten Durchbrüchen in der KI geführt (Sarker, 2021a). Der Begriff »deep« bezieht sich auf die Verwendung neuronaler Netze mit vielen Schichten (Layers), die komplexe Muster in Daten erkennen können.

Ein neuronales Netz besteht aus miteinander verbundenen Knoten

(Neuronen), die grob den Neuronen im menschlichen Gehirn nachempfunden sind. Jede Verbindung zwischen zwei Neuronen hat ein Gewicht, eine Zahl, die bestimmt, wie stark der Einfluss des einen Neurons auf das andere ist (La Malfa et al., 2024). Man kann sich diese Gewichte wie die Lautstärkeregler an einem Mischpult vorstellen: Ein hohes Gewicht entspricht einem aufgedrehten Regler (starker Einfluss), ein niedriges Gewicht einem heruntergedrehten Regler (schwacher Einfluss).

Während des Lernprozesses passt das System diese »Lautstärkeregler« kontinuierlich an: Führt eine bestimmte Verbindung zu korrekten Ergebnissen, wird ihr Gewicht erhöht; führt sie zu Fehlern, wird es verringert. Durch Millionen solcher Anpassungen lernt das Netzwerk, welche Eingangssignale wichtig sind und wie sie miteinander kombiniert werden müssen, um die richtige Antwort zu produzieren. Diese Struktur ermöglicht es dem System, hochkomplexe, mathematisch ausgedrückt: nichtlineare Beziehungen in Daten zu erkennen.

Das Prinzip lässt sich mit der diagnostischen Arbeit eines erfahrenen Arztes vergleichen: Dieser analysiert zunächst einzelne Symptome, erkennt dann Symptomkomplexe, ordnet diese in Krankheitsbilder ein und gelangt schließlich zu einer Gesamtdiagnose, jede Analyseschicht baut systematisch auf der vorherigen auf. Etablierte Anwendungsgebiete umfassen Computer Vision für die Bilderkennung (Chai et al., 2021), Sprachverarbeitung (Ahlawat et al., 2025), medizinische Diagnostik (G.K. Thakur et al., 2024) und autonome Fahrzeuge (Aljehane, 2024). Für die Psychotherapie bedeutet dies einen wichtigen Fortschritt: Während frühere Systeme nur einfache Wenn-dann-Regeln befolgen konnten, können Deep-Learning-Systeme die Nuancen menschlicher Kommunikation verstehen, etwa den Unterschied zwischen oberflächlicher Zustimmung und echter Einsicht oder die subtilen Anzeichen einer beginnenden depressiven Episode in der Wortwahl von Patient:innen.

Grenzen und Herausforderungen

Trotz beeindruckender Fortschritte haben Deep-Learning-Systeme nach wie vor wichtige Limitationen, die Therapeut:innen verstehen sollten. Ein zentrales Problem ist die mangelnde Interpretierbarkeit dieser Modelle, das sogenannte Black-Box-Problem. Deep-Learning-Systeme treffen zwar oft korrekte Entscheidungen, aber die zugrundeliegenden Entscheidungsprozesse bleiben aufgrund der Komplexität dieser Systeme für Menschen häufig undurchschaubar (Dobson, 2023). In der Psychotherapie, wo Transparenz und die Nachvollziehbarkeit therapeutischer Entscheidungen für das Vertrauen zwischen Therapeut:in und Patient:in entscheidend sind, stellt dies eine erhebliche Herausforderung dar. Wie kann ein Therapeut eine KI-Empfehlung verantworten, wenn er nicht versteht, wie diese zustande gekommen ist?

Zusätzlich sind diese Systeme ausgesprochen datenhungrig und benötigen riesige Mengen an Trainingsdaten, um effektiv zu funktionieren (Yazici et al., 2023). In der Psychotherapie kollidiert dies mit strengen Datenschutzbestimmungen und der besonderen Sensibilität therapeutischer Gespräche. Die Verfügbarkeit qualitativ hochwertiger, anonymisierter Therapiedaten ist daher oft stark eingeschränkt. Schließlich besteht das Risiko des sogenannten Overfittings: Modelle können sich so stark an ihre Trainingsdaten anpassen, dass sie bei neuen, unbekannten Situationen versagen (Taherdoost, 2023). Dies ist besonders problematisch in der individualisierten Therapie, wo jeder Patient einzigartige Herausforderungen und Bedürfnisse mitbringt, die möglicherweise nicht in den ursprünglichen Trainingsdaten repräsentiert waren.

Umgekehrt kann es bei unzureichend trainierten oder zu einfachen Modellen zum Underfitting kommen, dabei erkennt das System die relevanten Muster in den Daten gar nicht erst (Zhang et al., 2019). In beiden Fällen leiden die Genauigkeit und praktische Nützlichkeit des KI-Systems.

1.3 Natural Language Processing

Natural Language Processing (NLP) ist vielleicht die für Psychotherapeut:innen relevanteste KI-Technologie, da Sprache das primäre Medium therapeutischer Arbeit ist (Malgaroli et al., 2023). NLP umfasst alle Techniken, die es Computern ermöglichen, menschliche Sprache zu verstehen, zu interpretieren und zu generieren (Thakur et al., 2023).

Die Entwicklung des NLP lässt sich in mehrere evolutionäre Phasen unterteilen. Nach frühen regelbasierten Systemen der 1960er- bis 1980er-Jahre und statistischen Methoden der 1990er- und 2000er-Jahre kam die eigentliche Revolution mit Deep Learning basierter NLP seit 2010, die das Feld durch die Fähigkeit transformierte, semantische Bedeutungen und Kontext zu verstehen (Foote, 2022; Jurafsky & Martin, 2025). Diese Technologie bildete die Grundlage für die aktuell dominierenden Large Language Models wie Chat GPT, Claude, Gemini und ihre Nachfolger, die menschenähnliche Konversationen führen können und ein erstaunliches Verständnis für Nuancen, Kontext und sogar emotionale Subtexte zeigen.

Grundlage dieser Verarbeitung sind sogenannte Tokens, kleinste Spracheinheiten wie Wörter oder Wortteile, in die ein Text aufgespalten wird, damit das Modell ihn analysieren kann. Transformer-Modelle verarbeiten solche Tokens nicht nacheinander, sondern parallel, was nicht nur eine deutlich schnellere Verarbeitung ermöglicht, sondern auch ein tieferes Verständnis komplexer sprachlicher Zusammenhänge (Greco & Tagarelli, 2024; Zheng & Zhang, 2025).

Der Attention-Mechanismus (Vaswani et al., 2017) bewertet dabei die Relevanz jedes Tokens für alle anderen Tokens im Kontext, eine Fähigkeit, die für das Verständnis therapeutischer Gespräche von entscheidender Bedeutung ist (L. Liu & Xu, 2023). Besonders relevant für die Psychotherapie ist die Fähigkeit von Transformer-Modellen, langreichweitige Abhängigkeiten zu erkennen: Ein Patient könnte beispielsweise zu Beginn eines Gesprächs ein traumatisches Ereignis erwähnen und erst viel später subtile Hinweise auf damit verbundene Emotionen geben. Transformer-Systeme können solche Verbindungen über große Textdistanzen hinweg erkennen und in ihre Antworten einbeziehen.

Ein bemerkenswertes Beispiel für die praktische Anwendung ist die Therabot-Studie von Heinz und Kolleg:innen (2025), die erste randomisierte kontrollierte Studie zu generativer KI in der Psychotherapie. Hier erhielten 210 Erwachsene mit klinisch relevanten Symptomen von Depression, Angststörung oder Essstörungsrisiko entweder eine vierwöchige KI-gestützte Intervention oder wurden auf eine Warteliste gesetzt. Die Therabot-Gruppe zeigte signifikant stärkere Symptomverbesserungen, mit Effektstärken zwischen $d = 0{,}79$ ($p = 0{,}003$) und

$d = 0{,}90$ ($p < 0{,}001$) für Depression und Angst, Werte, die im Bereich traditioneller Psychotherapie liegen.

NLP-Anwendungen in der Psychotherapie

Aktuelle NLP-Systeme können eine Vielzahl therapeutisch relevanter Aufgaben erfüllen, die von der Diagnostik bis hin zu direkten Interventionen reichen (Ibrahim et al., 2025; Kuo et al., 2024; Malgaroli et al., 2023; Shankar et al., 2025). Neuere Studien zeigen, dass sich mit Hilfe von Sentimentanalyse Depression und Angstzustände in Social-Media-Texten zuverlässig erkennen lassen; einige Modelle, etwa Multilayer-Perceptron-Klassifikatoren, erreichen dabei Genauigkeiten von über 90% (Tadesse et al., 2019). Die zugrunde liegenden Daten stammen jedoch meist aus öffentlichen Posts, nicht aus Therapietranskripten. Ergänzend ermöglicht Themenmodellierung die automatische Identifikation zentraler Gesprächsthemen und deren Verlauf über die Zeit hinweg zu analysieren (Hankar et al., 2025; Rkia et al., 2024).

Besonders wertvoll ist die Stilanalyse, die Veränderungen im Sprachstil erkennen kann, welche auf therapeutische Fortschritte hindeuten könnten (Kuo et al., 2024; Laricheva et al., 2024). Darüber hinaus ermöglicht die Dialoggenerierung die Erstellung angemessener therapeutischer Antworten basierend auf dem jeweiligen Gesprächskontext. Eine Marktanalyse von 2024 zeigt, dass NLP bereits 39,5% des Marktanteils im Bereich KI für mentale Gesundheit ausmacht, was seine zentrale Bedeutung in diesem Anwendungsfeld unterstreicht (Grand View Research, 2024).

Moderne NLP-Systeme beschränken sich längst nicht mehr auf die reine Textverarbeitung, sondern integrieren verschiedene Kommunikationsmodalitäten zu einem ganzheitlichen Verständnis menschlicher Ausdrucksformen (Cai et al., 2025; Supriyono et al., 2024). Die Sprachanalyse ermöglicht es KI-Systemen, aus Stimmparametern wie Tonhöhe, Sprechgeschwindigkeit und Pausenlänge emotionale Zustände abzuleiten (Burange et al., 2025; Suganya et al., 2024; Ülgen Sönmez & Varol, 2024). Unternehmen wie Kintsugi und Ellipsis Health arbeiten an KI-gestützten Stimmanalyse-Tools zur Erkennung psychischer Erkrankungen. Eine aktuelle groß angelegte Studie zeigte, dass das Tool Kintsugi Voice moderate bis schwere Depression allein anhand von 25 Sekunden freier Sprache mit einer Sensitivität von 71,3 % und einer Spezifität von 73,5 % identifizieren konnte (Mazur et al., 2025), was auf ein vielversprechendes, wenn auch noch nicht diagnostisch ausreichendes Potenzial hinweist.

Ergänzend dazu können Algorithmen zur Gesichtserkennung mikroexpressive Veränderungen identifizieren, die auf verschiedene emotionale Zustände hinweisen (El Fadel, 2025; P. Zhang et al., 2025). Die Integration physiologischer Signale wie Herzfrequenz, Hautleitfähigkeit und andere Biosignale ermöglicht schließlich eine umfassende, objektive Zustandseinschätzung (Dongre et al., 2024; Gasmi et al., 2025; Haque et al., 2024), die weit über das hinausgeht, was durch reine Textanalyse erfassbar wäre.

1.4 Relevanz für die psychotherapeutische Praxis

Für praktizierende Psychotherapeut:innen ergeben sich aus diesen technologischen Entwicklungen sowohl bedeutende Chancen als auch komplexe Herausforderungen, die eine differenzierte Betrachtung erfordern.

Die Potenziale von KI in der therapeutischen Praxis sind vielfältig und weitreichend. Insbesondere die diagnostische Unterstützung durch KI-Systeme (vgl. Kap. 5) eröffnet neue Möglichkeiten, da diese aus Gesprächsverläufen, Fragebögen und anderen Datenquellen Muster erkennen können, die dem menschlichen Auge möglicherweise entgehen, und somit die diagnostische Genauigkeit erheblich verbessern. Darüber hinaus ermöglichen personalisierte Interventionen (vgl. Kap. 6), basierend auf individuellen Patientencharakteristika und spezifischen Therapieverläufen, maßgeschneiderte Behandlungsempfehlungen, die weit über standardisierte Protokolle hinausgehen. Das kontinuierliche Monitoring zwischen den Therapiesitzungen stellt einen weiteren wichtigen Vorteil dar, da KI-Systeme den Zustand von Patient:innen überwachen und bei kritischen Veränderungen frühzeitig Alarm schlagen können. Nicht zuletzt bietet die Automatisierung administrativer Aufgaben wie Dokumentation oder Terminplanung erhebliche Effizienzsteigerungen, sodass Therapeut:innen mehr Zeit für die eigentliche therapeutische Arbeit zur Verfügung haben.

Diesen Potenzialen stehen jedoch bedeutsame Herausforderungen gegenüber, die eine verantwortungsvolle Implementierung erfordern. Zentrale ethische Fragen (vgl. Kap. 12) betreffen die Verantwortlichkeit bei fehlerhaften KI-Empfehlungen und den umfassenden Schutz der Patientenprivatsphäre in einer zunehmend digitalisierten Behandlungsumgebung. Zusätzlich müssen die inhärenten technischen Limitationen berücksichtigt werden, da selbst die fortschrittlichsten KI-Systeme die Komplexität menschlicher Emotionen und zwischenmenschlicher Beziehungen nicht vollständig erfassen können. Schließlich stellt die professionelle Integration eine praktische Herausforderung dar: Therapeut:innen müssen lernen, KI-Tools nicht nur technisch kompetent, sondern auch ethisch verantwortungsvoll zu nutzen.

Eine aktuelle Umfrage unter 181 approbierten Psychotherapeut:innen in Deutschland zeigt ein ambivalentes Bild: Während rund 60% der Befragten sich als technisch versiert einschätzten, äußerten viele gleichzeitig Vorbehalte gegenüber dem persönlichen Einsatz von KI in der Therapie, insbesondere im Hinblick auf empathische Interaktion und Beziehungsgestaltung (Wagner & Schwind, 2025). Diese Diskrepanz unterstreicht die Notwendigkeit einer schrittweisen, evidenzbasierten Einführung, die sowohl die technischen Möglichkeiten als auch die psychotherapeutischen Werte berücksichtigt.

KI als Werkzeug, nicht als Ersatz

Künstliche Intelligenz in der Psychotherapie ist weder Allheilmittel noch Bedrohung, sondern ein mächtiges Werkzeug, das bei sachgerechter Anwendung die therapeutische Arbeit potenziell verbessern kann. Die technologischen Grundlagen, maschinelles Lernen, Deep Learning und Natural Language Processing, haben bereits heute ein Niveau erreicht, das klinisch relevante Anwendungen ermöglicht.

Für Psychotherapeut:innen ist es entscheidend, diese Technologien zu verstehen, nicht um KI-Entwickler zu werden, sondern um informierte Entscheidungen über deren Einsatz treffen zu können. Die Zukunft der Psychotherapie wird wahrscheinlich eine Symbiose aus menschlicher Empathie und Intuition einerseits und maschineller Präzision und Skalierbarkeit andererseits sein.

Die kommenden Kapitel werden zeigen, wie diese theoretischen Grundlagen in konkrete Anwendungen übersetzt werden, von Chatbots über diagnostische Systeme bis hin zu personalisierten Behandlungsansätzen. Dabei wird deutlich, dass KI Therapeut:innen nicht ersetzen, sondern deren Fähigkeiten erweitern und die Qualität der Versorgung für mehr Menschen zugänglich machen kann.

KAPITEL 2

Entwicklung der digitalen Psychotherapie – ein kurzer historischer Überblick

2.1 Anfänge: ELIZA

Die Digitalisierung der Psychotherapie begann in den 1960er-Jahren mit der Entwicklung des Computerprogramms ELIZA durch Joseph Weizenbaum am Massachusetts Institute of Technology. ELIZA ahmte die Rogerianische Therapie nach, stellte einen grundlegenden textbasierten Dialog mit dem Benutzenden her und war das erste Programm, das therapeutische Kommunikation durch ein technisches System ermöglichte (Weizenbaum, 1966). Viele Nutzer reagierten emotional auf die Interaktion, obwohl das Programm keine echte »Intelligenz« besaß, sondern nur einfache Sprachmuster erkannte. Diese Reaktionen veranlassten Weizenbaum später dazu, sich gegen den unreflektierten Einsatz von KI in sensiblen Bereichen wie Psychotherapie auszusprechen. Er argumentierte, dass Maschinen kein menschliches Mitgefühl oder Weisheit besitzen könnten und es daher gefährlich sei, ihnen Aufgaben wie Therapie anzuvertrauen (Weizenbaum, 1976). Er war damit einer der ersten prominenten Kritiker der Verherrlichung technologischer Mittel in zwischenmenschlichen Kontexten.

2.2 Online-Beratung

Mit der zunehmenden Verbreitung des Internets in den späten 1990er-Jahren entwickelte sich das Praxis- und Forschungsfeld E-Mental-Health, das sich dezidiert mit der Entwicklung, Erprobung, Evaluierung und Implementierung digitaler Angebote bei psychosozialen Problemen sowie psychischen und psychosomatischen Störungen befasst. Es entwickelten sich erste Formate der digitalen Beratung, die inzwischen seit 30 Jahren existiert (zur Entwicklung der Online-Beratung siehe Kasten; Eichenberg & Kühne, 2014; Kapella & Hornung, 2024; zur Effektivität und den Wirkfaktoren der Online-Beratung siehe Eichenberg & Krusche, im Druck).

Online-Beratungen erfolgten zunächst per E-Mail oder forenbasiert, d.h. schriftlich und asynchon. Organisationen wie die Telefonseelsorge (1995) oder pro familia (1997) begannen in dieser Pionierzeit, erste digitale Kontaktkanäle zu etablieren. Mit zunehmenden digitalen Kompetenzen wurde Online-Beratung zunehmend strukturiert und professionalisiert. Beratungsinstitutionen entwickelten eigene Softwarelösungen oder nutzten sichere Plattformen zur Online-Kommunikation. In Deutschland wurde z.B. die Online-Beratung der Caritas (ab 2006) zu einem Modell für qualitative, datenschutzkonforme Beratung. Mit dem Aufkommen von Smartphones und sozialen Medien um ca. 2010 erweiterte sich das Beratungsspektrum um neue Formate. Jugendliche suchten verstärkt Hilfe über Messenger-Dienste, Apps oder sogar YouTube- und Instagram-Formate. Beratungsangebote passten sich an: Neben textbasierten Beratungsformen kamen Videoberatung und anonyme Chats, aber auch neue Formate wie die Peer-Beratung (z.B. bei Suizidalität: U25 https://www.u25-deutschland.de). Mit der COVID-19-Pandemie erfuhr die Online-Beratung einen Digitalisierungsschub: Beratungsstellen mussten innerhalb kürzester Zeit auf digitale Formate umstellen. Die Nachfrage nach Online-, Chat- und Videoberatung explodierte. Heute ist Online-Beratung ein fester Bestandteil psychosozialer Versorgung. Beratungsplattformen nutzen zunehmend Künstliche Intelligenz, um Anliegen vor zu sortieren oder sogar automatisierte Antworten vorzuschlagen.

2.3 Online-Therapie

Einen wichtigen Meilenstein im Bereich der Online-Therapie stellte die Jahrtausendwende dar mit dem verstärkten Einsatz *strukturierter Programme* für kognitive Verhaltenstherapie (KVT), die internetbasiert angeboten wurden (sog. iCBT). So entstanden erste evidenzbasierte Online-Programme, wie »Beating the Blues« in Großbritannien (https://www.maximusuk.co.uk/beating-the-blues) oder »MoodGYM« (https://moodgym.de) in Australien. Auch in Deutschland wurde mit »Deprexis« (https://de.deprexis.com) ein wirksames Online-Interventionsprogramm entwickelt, das 2008 veröffentlicht und seither in zahlreichen Studien evaluiert wurde (Twomey et al., 2020). Diese Programme bewiesen, dass therapeutische Inhalte in digitaler Form vermittelt werden können – mit signifikanten Effekten bei Depression und Angststörungen (z. B. Andrews et al., 2018), wobei inzwischen für eine Vielzahl an psychischen Erkrankungen entsprechende störungsspezifische Angebote existieren – mit vergleichbaren Effektstärken wie klassische Psychotherapien, wenn sie mindestens minimalen Kontakt zu Fachkräften inkludieren (Carlbring et al., 2018). Auch wenn entsprechende Programme überwiegend KVT-basiert sind, so gibt es inzwischen auch eine Reihe transdiagnostischer Interventionsangebote auf psychodynamischer Grundlage (Eichenberg, 2023; Eichenberg & Hübner, 2018).

Digitale Gesundheitsanwendungen

Die 2010er-Jahre waren geprägt vom Siegeszug der Smartphones, was zur Entwicklung einer Vielzahl von *Gesundheits-Apps* führte. Digitale Angebote wie »Selfapy« (https://www.selfapy.com) oder »HelloBetter« (https://hellobetter.de) ermöglichten eine flexible und ortsunabhängige Begleitung psychischer Beschwerden. Mit Inkrafttreten des Digitale-Versorgung-Gesetz (DVG) am 19. Dezember 2019 wurde die Basis für die Verordnung von Gesundheits-Apps auf Rezept durch Ärztinnen, Ärzte und Psychotherapeut:innen geschaffen. Digitale Gesundheitsanwendungen (DiGA) sind digitale Medizinprodukte niedriger Risikoklasse (Klasse I oder IIa nach MDR), die bei der Erkennung, Überwachung, Behandlung oder Linderung von Krankheiten unterstützen. Gesetzliche Krankenkassen übernehmen die Kosten, wenn die DiGA im Verzeichnis (https://diga.bfarm.de/de) des Bundesinstituts für Arzneimittel und Medizinprodukte (BfArM) gelistet ist. Allerdings ergaben Studien, dass das Verschreibeverhalten der Behandelnden gering ist, z. B. hatten in einer Befragung 44% keine DiGA verordnet und ein Drittel bescheinigte sich selbst einen schlechten Kenntnisstand zum Thema. Barrieren liegen in der Datensicherheit, im ungenügenden Wissen über die Benutzung, aber auch beim Zeitverbrauch für die Einweisung der Patient:innen (Grobe et al., 2024). Bei den nutzenden Patient:innen bricht jeder Dritte den DiGA-Einsatz vorzeitig ab (ebd.), sodass das bisherige Konzept insgesamt als überarbeitungsbedürftig gilt.

Inzwischen existieren Apps, die den Dialog mit den Betroffenen KI-basiert führen, z. B. therapeutische generative KI wie Therabot (https://www.trytherabot.com; Heinz et al., 2025; vgl. Kap. 4), allerdings sind solche Angebote noch nicht in das DiGA-Verzeichnis aufgenommen, v. a. weil erhebliche ethische und praktische offene Fragen bestehen, insbesondere zur Qualität der therapeutischen Beziehung, verbunden auch mit der Frage, wie sich die Übertragung in KI-Mensch-Interaktionen konfiguriert, zum Datenschutz und zur emotionalen Tiefe dieser Systeme (Holohan & Fiske, 2021).

Videotherapie

Parallel dazu etablierte sich die *Videobasierte Therapie*, die in der Psychoanalyse schon in den 1990er-Jahren als »Online-Psychoanalyse« (Scharff, 2013) praktiziert, aber auch in der psychoanalytischen Gemeinschaft sehr kontrovers diskutiert wurde (Eichenberg & Hübner, 2018). Einen regelrechten Digitalisierungsschub erlebte die Videobasierte Therapie durch die COVID-19-Pandemie, wobei die Video-Sprechstunde 2019 gesetzlich auch für Psychotherapeut:innen möglich war und seitdem sukzessive erweitert wurde. Ab dem 1. Januar 2025 entfiel die patientenübergreifende Begrenzung der Leistungen im Videokontakt, sodass Ärztinnen/Ärzte und Psychotherapeut:innen einzelne Leistungen öfter oder sogar komplett in der Videosprechstunde anbieten können. Es gelten jedoch weiterhin Obergrenzen für Behandlungsfälle pro Praxis (https://www.kbv.de/html/videosprechstunde.php).

Heute ist Online-Therapie ein integraler Bestandteil psychotherapeutischer Versorgung. Neben klassischen Formaten (Video, Apps) und ihre Einbindung in Blended-care-Konzepte, die klassische Therapien mit digitalen Optionen verbinden (ausführlich Eichenberg & Huss, 2023, als Beispiel für die Integration des iCBT-Programms Deprexis in die psychodynamisch orientierte stationäre Versorgung: Zwerenz et al., 2017), existieren weitere Formate wie die *Virtual-Reality-Therapie, Serious Games oder Robotik*, die parallel zu oder sogar vor den Online-Formaten entwickelt wurden. Diese haben jedoch insgesamt bisher vergleichsweise wenig Eingang in den deutschen Versorgungsalltag gefunden.

Virtual Reality und Serious Games

So begann die erste therapeutische Nutzung von *Virtual Reality* (VR) bereits Mitte der 1990er-Jahre. Erste US-amerikanische Studien beschäftigten sich mit der Behandlung von Phobien (v. a. Höhen- oder Flugangst) durch VR-gestützte Expositionstherapie (VRET) und belegten deren Wirksamkeit und Praktikabilität (Rothbaum et al., 1995). Inzwischen hat sie sich von einer experimentellen Methode hin zu einem zunehmend anerkannten Bestandteil der Psychotherapie und Rehabilitation entwickelt. Obwohl sich die VR-gestützte Therapie inzwischen über Angsterkrankungen hinaus für weitere Störungsbilder (u. a. psychotische Erkrankungen, Essstörungen, Posttraumatische Belastungsstörung) als wirksam erwiesen hat und Kliniken und Praxen beginnen, VR-Therapiesysteme kommerziell einzusetzen, sind diese zumindest im deutschsprachigen Raum noch nicht in den Versorgungsalltag integriert (Eichenberg, 2021c; Eichenberg & Huss, 2023). Inzwischen werden auch KI-basierte VR-Umgebungen therapeutisch genutzt (siehe Kap. 7).

Ähnliches gilt für sog. *Serious Games (SG)*, deren primäres Ziel nicht die Unterhaltung, sondern die Unterstützung pädagogischer, bildungsbezogener oder eben therapeutischer Ziele ist und somit psychotherapeutische Interventionen in einem gamifizierten Umfeld umsetzen. Während in den 2000er-Jahren in Neuseeland »SPARX« (https://www.

sparx.org.nz) zur Behandlung von depressiven Jugendlichen entwickelt worden war, vergleichbare Wirksamkeit der Standardbehandlung zeigte (Merry et al., 2012) und die Akzeptanz von SG seitens Psychotherapeut:innen und Patient:innen über die letzten Jahre deutlich gestiegen ist (Eichenberg & Huss, 2023), gehen die Entwicklungen heute hin zur Integration von SG und KI. Die Entwicklung adaptiver Spieldesigns mit direkter Interaktion zwischen KI und Spielen scheint vielversprechend und die nächste Revolution im (Serious-)Gaming-Bereich zu sein (Mitsea et al., 2025; Tolks et al., 2024). Vor allem gamifizierte Chatbots scheinen zukunftsträchtig (Vindigni, 2023). Es zeigte sich, dass mittels KI-basierter Serious Games nicht nur gesunde Proband:innen, sondern auch Personen mit Angststörungen, neuroentwicklungsbedingten Störungen und kognitiven Beeinträchtigungen Verbesserungen in einer breiten Palette von Meta-Skills, darunter Selbstregulation, kognitive Kontrolle, Aufmerksamkeitssteuerung, Flexibilität und Selbstreflexion, zeigten und darüber hinaus selbstmotivierter waren mit einem gesteigerten Selbstvertrauen und Selbstwirksamkeit. Zudem waren Fortschritte in Emotionsregulation, Empathie und Stressmanagement beobachtbar (Mitsea et al., 2025). Insbesondere Interventionen mit generativer KI und Spielmechanismen führten zu deutlichen Steigerungen von Engagement und therapeutischen Effekten, was insbesondere auf die erhöhte emotionale Bindung und Motivation beim Spielen zurückgeführt wird (Vindigni, 2023).

Robotik

Als neuesten technisches Anwendungsfeld in der Psychotherapie gilt die *Robotik*, wobei die ersten Erprobungen um das Jahr 2000 herum begannen, die sich v.a. auf die Therapie mit humanoiden Robotern von autistischen Kindern bezogen. Sie hatten zum Ziel, soziale Fähigkeiten durch eine weniger komplexe, berechenbare soziale Interaktionen zu fördern. In den folgenden Jahren wurden soziale Robotern v.a. in der Demenztherapie eingesetzt, so z.B. der Roboter-Robbe Paro zur emotionalen Unterstützung (ausführlich Eichenberg, 2020). Ebenso wurden hybride Systeme entwickelt, in denen Roboter in Verbindung mit Tele-Sitzungen fungieren (Telepräsenzroboter) (Fournier et al., 2024). In den letzten Jahren wurden auch hier zunehmend KI, Sprachverarbeitung und Emotionserkennung integriert, sodass Roboter einfache Gesprächsführung und empathische Reaktionen simulieren können, so z.B. zur mentalen Unterstützung älterer Menschen (Eichenberg et al., 2023).

Insgesamt wird sichtbar, dass alle digitalen Technologien im Bereich der Psychotherapie – seien es Internetinterventionen im Rahmen von Beratung oder Therapie, Apps, Serious Games, Roboter, Virtual-Reality-Anwendungen – in den letzten Jahren um KI erweitert wurde. Dabei wird deutlich, dass es verschiedenste interaktive und KI-gestützte Therapieanwendungen gibt, die im nachfolgenden Kapitel überblicksmäßig für die verschiedenen Bereiche der Psychotherapie (Anwendung im therapeutischen Prozess von der Diagnose bis hin zur Verlaufskontrolle; Ausbildung, Forschung) systematisiert dargestellt werden. Dabei wird der Blick darauf gerichtet, dass digitale Technologien den therapeutischen Prozess grundlegend verändern, und das nicht nur methodisch, sondern auch in Bezug auf Nähe, Beziehung und Verantwortung. Diese Entwicklungen stellen eine zentrale Aufgabe für die Psychotherapieforschung dar, die technische, ethische und relationale Aspekte gleichermaßen berücksichtigen muss.

KAPITEL 3

Schnittstellen von KI und Psychotherapie

Die Integration von KI in die psychotherapeutische Praxis gewinnt zunehmend an Bedeutung. Der Einsatz moderner Datenanalyse, maschinellen Lernens und algorithmischer Systeme eröffnet neue Perspektiven für Diagnostik, Behandlung sowie Forschung und Ausbildung. KI kann große Datenmengen verarbeiten, Muster erkennen und somit Aspekte erfassen, die dem menschlichen Blick entgehen könnten. Dies führt zu Chancen, psychotherapeutische Prozesse objektiver, individualisierter und potenziell effizienter zu gestalten, und kann damit insgesamt zu einer humaneren Patientenversorgung beitragen (Topol, 2019). Gleichzeitig stellen sich grundlegende Fragen nach ethischer Verantwortung, Datenschutz, Transparenz und nach den Grenzen maschineller Systeme in einem zutiefst menschlich geprägten Feld (Floridi & Cowls, 2019) (s. Teil 3 dieses Buches).

Die Schnittstellen von KI und Psychotherapie lassen sich in mehrere zentrale Anwendungsbereiche gliedern und werden in Teil 2 in jeweils separaten Kapiteln beleuchtet. Wir untersuchen die Schnittstellen entlang des therapeutischen Prozesses von der Selbsthilfe, Diagnostik und Früherkennung, Behandlungsplanung, -steuerung und bis hin zur Verlaufskontrolle und integrieren die Rahmenbedingungen der Psychotherapie: Ausbildung und Forschung. Gleichzeitig stellen sich bei der Integration von KI in die Behandlung schulenspezifische Herausforderungen. Neben Chancen und Grenzen für den therapeutischen Prozess treten auch klinische Phänomene auf, die mit der KI-Nutzung durch Patient:innen verbunden sind.

Der erste Bereich betrifft *KI-gestützte Chatbots*, die für niedrigschwellige Selbsthilfeangebote genutzt werden. Sie können psychoedukative Inhalte bereitstellen, Übungen anleiten oder in akuten Belastungssituationen eine erste Unterstützung leisten (H. Li et al., 2023). Sie stellen besonders zur Überbrückung von Wartezeiten, unterversorgten Regionen und zwischen Therapiesitzungen eine vielversprechende Ergänzung für die Psychotherapie dar (Meadi et al., 2025; s. Kap. 4). KI ermöglicht es Chatbots, eine menschenähnliche Interaktion mit den Nutzer:innen zu führen (Vaswani et al., 2017). Erste Studien zu der klinischen Wirksamkeit KI-basierter Chatbot für therapeutische Zwecke zeigen vielversprechende Ergebnisse (z. B. Heinz et al., 2025; Mehta et al., 2021).

In der *KI-gestützten Diagnostik und Früherkennung*, bei der Algorithmen Sprache, Körpersprache, Texte oder Bewegungsmuster analysieren, um Hinweise auf psychische Störungen oder Zustandsveränderungen zu geben, wird die Möglichkeit geschaffen, subtilere oder früher auftretende Marker psychischer Belastungen zu erkennen als dies durch klassische Methoden möglich ist (Baydili et al., 2025) (s. Kap. 5).

Ein weiteres Potenzial liegt in der *Personalisierung* von Therapieprozessen durch KI-Systeme, und das sowohl vor (z. B. zur Prognose von Therapiererfolgen und differenziellen Indikation von Therapieformen) als auch während der Therapie (z. B. adaptive Systeme zur fortlaufendenden Anpassung der psychotherapeutischen Interventionen an den individuellen Therapieverlauf) (s. Kap. 6). KI ermöglicht es, Psychotherapie individueller zu gestalten, indem sie passende Behandlungsformen voraussagt, während des Verlaufs Interventionen dynamisch anpasst und personalisierte Empfehlungen liefert. Adaptive Systeme, Recommender und Feedback-Loops unterstützen eine präzisere und wirksamere Therapiegestaltung. Gleichzeitig bestehen methodische, ethische und praktische Herausforderungen für den Einsatz in der klinischen Praxis.

Darüber hinaus werden in der Psychotherapie seit vielen Jahren digitale Tools eingesetzt, etwa *Virtual-Reality-Technologien* und *Serious Games*, deren Potenziale sich durch die Integration von KI-Systemen in hybriden Anwendungen enorm erweitern (Karthikeyan, 2024) (s. Kap. 7).

In der *Psychotherapieausbildung* stellt sich die Frage, ob und, wenn ja, wie angehende Psychotherapeut:innen mithilfe von KI-Technologien wirksamer, individualisierter und qualitativ hochwertiger ausgebildet werden können (s. Kap. 8). In der Ausbildung von Psychotherapeut:innen eröffnet KI neue Möglichkeiten für sichere Übungsumgebungen, objektive Kompetenzmessungen und adaptive Lernpfade. Systeme wie virtuelle Patient:innen, KI-Supervision und VR-Simulationen verbessern nachweislich Selbstwirksamkeit, Empathie und Fachkompetenz. Wichtig bleibt, dass KI menschliche Lehrende nicht ersetzt, sondern als Assistenz in ein hybrides Ausbildungsmodell integriert wird.

Schließlich ist KI auch in der *Psychotherapieforschung* von großer Relevanz. Mit ihrer Hilfe können komplexe Datenmengen – etwa aus Patientendokumentationen, klinischen Studien oder sprachlichen Korpora – analysiert werden, wodurch neue Erkenntnisse gewonnen werden können, z. B. zu Wirkmechanismen und Interventionsstrategien (s. Kap. 9). KI transformiert die Psychotherapieforschung, indem sie große Datenmengen analysierbar macht und neue Einsichten in therapeutische Prozesse ermöglicht. Maschinelles Lernen und NLP verbessern Prognosen, Prozessanalysen und die Entwicklung personalisierter Interventionen. Zugleich erfordern Datenschutz, Transparenz und methodische Standards besondere Aufmerksamkeit, um die Akzeptanz und Qualität der Forschung zu sichern.

Darüber hinaus gilt es zu reflektieren, wie KI in *verschiedenen* Therapieschulen verortet werden kann. Während KI-gestützte Tools in der verhaltenstherapeutischen Tradition häufig leichter integriert werden können – etwa durch digitale Trainings, automatisierte Expositionsbegleitung oder standardisierte Diagnostik – stellen sich in psychodynamischen Therapien spezifische Herausforderungen (s. Abschn. 10.1). In allen Schulen bleibt zudem die Frage zentral, wie z. B. generative Chatbots in den therapeutischen Prozess einwirken. Ihr Einsatz verändert die *therapeutische Beziehung*, da sie je nach Nutzungsform sowohl unterstützend wirken (z. B. für Übungen oder Reflexion) als auch Spannungen erzeugen können, wenn sie unreflektiert als »Paralleltherapeut« fungieren (s. Abschn. 10.2).

Ein weiterer, eigenständiger Bereich umfasst die *klinisch relevanten Auswirkungen der KI-Nutzung und ihre Behandlung* – also die potenziellen Risiken, dass durch die Nutzung psychische Störungen ausgelöst oder verstärkt werden (s. Kap. 11). Hierzu zählen u. a. abhängige Nutzungsweisen durch parasoziale Bindungen an Chatbots, algorithmisch verstärkte soziale Vergleichsprozesse, die zu einer negativen Veränderung des Selbstbilds führen, oder auch Cyberchondrie und Angstverstärkung durch symptom- und gesundheitsbezogene KI-Assistenten (ausführlich: s. Eichenberg & Schott, 2019).

Insgesamt zeigt sich, dass KI in vielfältiger Weise in psychotherapeutische Kontexte eingebunden werden kann. Dabei stellt sich durchgehend die Frage, wie diese Technologien verantwortungsvoll eingesetzt werden können und welche Auswirkungen sie auf den Kern der Psychotherapie – die persönliche, vertrauensvolle Beziehung zwischen Therapeut:in und Patient:in – haben.

TEIL 2

Anwendungsfelder und Technologien

KAPITEL 4

Chatbots und virtuelle Therapeut:innen

Mit dem Aufkommen des ersten Chatbots in den 1960er-Jahren wurde der Grundstein für die Idee gelegt, dass Computerprogramme nicht nur als passive Werkzeuge, sondern auch als dialogfähige Gesprächspartner fungieren könnten. Die heutigen KI-basierten Chatbots zeigen großes Potenzial für die psychische Gesundheitsversorgung, beispielsweise bei der Diagnosestellung, Psychoedukation und der Behandlung (H. Li et al., 2023). Dieses Kapitel widmet sich der Entwicklungslinie von den ersten Chatbots hin zu modernen KI-gestützten Therapie-Chatbots und diskutiert die Grenzen und Möglichkeiten dieser Systeme.

4.1 Von ELIZA zu modernen Therapie-Chatbots

Wie wir bereits sahen, entwickelte Joseph Weizenbaum schon im Jahr 1966 den ersten Chatbot (ELIZA), der einen humanistischen Psychotherapeuten nach Carl Rogers simulierte. Das Programm arbeitete mit Musterabgleich (engl. pattern matching) sowie der Substitutionstechnologie (Pronomenumkehr), erkannte Schlüsselwörter und Phrasen in Nutzereingaben und antwortete mit offenen Fragen (s. Kap. 2; Weizenbaum, 1966). Die Interaktionen mit ELIZA wurde von Nutzenden, selbst wenn sie darüber unterrichtet wurden, dass sie mit einer Maschine kommunizieren, trotzdem als bereichernd und sinnvoll empfunden (Weizenbaum, 1976).

Definition

ELIZA-Effekt

Diese Tendenz des Menschen, Computerprogrammen oder Chatbots aufgrund ihrer Ausgaben menschliche Eigenschaften wie Gefühle, Verständnis und Empathie zuzuschreiben, beschreibt man als ELIZA-Effekt. Aufgrund dessen behandeln sie diese wie Menschen, obwohl das Computerprogramm, diese Eigenschaften nicht besitzt (Bergmann, 2025). Der Effekt bleibt selbst dann bestehen, wenn Nutzenden die determinierte Natur der Ausgaben bewusst ist. Heute ist der ELIZA-Effekt relevanter denn je, da moderne KI-basierte Chatbots sehr überzeugend wirken, obwohl sie keine Gefühle oder ein tiefes Verständnis für die von dem Nutzer getätigten Eingaben besitzen.

In seinem 1976 erschienenen Buch »Computer Power and Human Reason« äußerte sich Weizenbaum skeptisch bezüglich der Frage, ob es ethisch vertretbar sei, Patient:innen in vermeintlich therapeutischen Dialogen, an denen ja in Wirklichkeit eine Maschine beteiligt war, ohne Gefühle auszusetzen, und stoß somit bereits damals die Debatte an, die bis heute anhält.

PARRY war der erste emotional modellierte Chatbot, der die Denkprozesse einer Person mit paranoider Schizophrenie simulierte (Colby et al., 1972). Die Ausgabe erfolgte regelbasiert und beruhte auf der Erkennung von Intentionen, Emotionen, Kontext sowie internen emotionalen Variablen (Colby et al., 1972).

In den 1990er-Jahren integrierten Chatbots Sprachsynthese, wodurch Interaktionen in gewisser Hinsicht menschlicher wirkten (Szmurlo & Akhtar, 2024; Zemčík, 2019). Die Systeme erweiterten Themenabdeckung und Antwortstabilität, blieben jedoch formal regelbasiert und ohne tiefgehendes semantisches Verständnis.

In den 2010er-Jahren kamen kommerzielle, vollautomatisierte Therapie-Chatbots wie *Woebot* und *Wysa* auf den Markt (Fitzpatrick et al., 2017; Inkster et al., 2018). Konzipiert als niedrigschwellige Selbsthilfetools, boten sie evidenzbasierte psychologische Interventionen (z. B. kognitive Umstrukturierung und Achtsamkeitsübungen) an, die auf

Prinzipien der kognitiven Verhaltenstherapie (KVT), der Akzeptanz- und Commitment-Therapie (ACT) beruhten (Acemoglu & Restrepo, 2018). Sie funktionierten auf der Grundlage eines regelbasierten Ansatzes und nutzten Entscheidungsbäume zur Generierung ihrer Antworten, weshalb sie eine geringe Adaptivität aufwiesen. Sie zeigten bereits Wirksamkeit bei der Verbesserung der psychischen Gesundheit.

Woebot z. B. führte in einer zweiwöchigen randomisiert-kontrollierten Studie an 70 Personen zu einer signifikanten kurzfristigen Reduktion der depressiven Symptomatik, gemessen mit dem PHQ-9 (Fitzpatrick et al., 2017). Diese Studie wird insbesondere für ihre methodischen Limitationen kritisiert. Dazu zählen die kleine und homogene Stichprobe, der kurze Beobachtungszeitraum, die Verwendung eines schwachen Kontrollarms, Einschränkungen hinsichtlich der Generalisierbarkeit sowie das Fehlen von Langzeitdaten. Zudem wird ein potenzieller Interessenkonflikt aufgrund der Beteiligung der Entwicklerfirma am Studiendesign und an der Finanzierung angeführt (Eltahawy et al., 2024; H. Li et al., 2023).

Der Chatbot Wysa zeigte in einer zweiwöchigen Evaluationsstudie mit einer nicht-klinischen Stichprobe ($N = 129$) bei einer intensiv nutzenden Gruppe ($n = 108$) im Vergleich zur gering nutzenden Gruppe ($n = 21$) eine stärkere Reduktion der selbst berichteten Depressionssymptomatik. Die Veränderung im PHQ-9-Score betrug durchschnittlich 5,84 Punkte ($SD = 6{,}66$) gegenüber 3,52 Punkten ($SD = 6{,}15$). Der Unterschied war statistisch signifikant (Mann-Whitney, $p = 0{,}03$) und entsprach einer moderaten Effektstärke ($r = 0{,}63$) (Inkster et al., 2018). Darüber hinaus empfanden 67,7 % der Nutzenden die App als hilfreich und ermutigend. Die Studie wurde in der wissenschaftlichen Diskussion hinsichtlich ihrer mangelnden Randomisierung, der Kontrollgruppe, Selbstselektion und kleinen Stichprobengröße kritisiert (A. A. Abd-alrazaq et al., 2019; Farzan et al., 2025).

Die jüngsten Entwicklungen im Bereich der KI haben neuartige Möglichkeiten für die psychotherapeutische Versorgung geschaffen. Insbesondere generative KI, die durch die Synergie von natürlicher Sprachverarbeitung (Natural Language Processing, NLP), maschinellem Lernen (Machine Learning, ML) und natürlichem Sprachverständnis (Natural Language Understanding, NLU) ermöglicht wird, ist in der Lage, eine menschenähnliche Interaktion mit den Nutzer:innen zu führen. Mit der Veröffentlichung der Transformer-Architektur (Vaswani et al., 2017) und dem Aufstieg von GPT-Modellen ist es erstmals möglich, dass Chatbots eine fortlaufende Kontextnachverfolgung gewährleisten und auf umfassende Datensätze zurückgreifen. Dies markiert einen deutlichen technologischen Fortschritt gegenüber früheren, regelbasierten Systemen, da generative Sprachmodelle nicht nur auf Schlüsselwörter reagieren. Sie sind in der Lage, komplexere Informationen verarbeiten, und generieren Texte auf probabilistischer Basis, was individuellere, anpassungsfähigere und differenziertere Reaktionen auf den Input ermöglicht. Dadurch können sie zusammenhängende Gespräche führen. Es hat sich gezeigt, dass generative KI-Chatbots effektiver in der Linderung psychischer Symptome sind als regelbasierte Chatbots – insbesondere wenn sie multimodal und über mobile oder Messenger-Plattformen eingesetzt werden (H. Li et al., 2023).

In der digitalen Mental-Health-Branche wurden daraufhin bereits bestehende therapeutische Chatbots wie Wysa mit generativer KI aufgerüstet und neue therapeutische Chatbots mit generativer KI wie *Elomia* (Elomia health inc., https://elomia.com), *Therabot* (BrickLabsAI, https://www.trytherabot.com) oder *Youper* (Youper Inc., https://www.youper.ai) kamen auf den Markt. Sie sind als smartphonebasierte Apps verfügbar und basieren auf den Prinzipien der KVT, der ACT, der dialektischen Verhaltenstherapie (DBT), der Problemlösetherapie (PST) und der achtsamkeitsbasierten Stressreduktion (MBSR) (Elomia Health Inc., n.d.; Heinz et al., 2025; Youper.ai, 2025). Die klinische Wirksamkeit von Elomia, Therabot und Youper wurde bereits bestätigt.

Elomia (Elomia health inc., https://elomia.com) identifiziert die bedeutsamsten psychologischen Probleme des Nutzenden und bietet die am besten geeignete Unterstützung an, indem der Chatbot KVT und psychologische Erste-Hilfe-Techniken einsetzt. Die KI erkennt den Hilfebedarf des Nutzers während der Kommunikation und schlägt eine Übung zur Verbesserung des emotionalen Zustands vor. Das therapeutische Spektrum von Elomia umfasst: Beruhigungs- und Einschlafübungen, Grounding-Techniken, Übungen zum Abbau von Ängsten, Atemübungen und Übungen zur Steigerung des Selbstwertgefühls

(Romanovskyi et al., 2021). In einem vierwöchigen RCT (N=82) zeigte die Experimentalgruppe (n=42) bei einer regelmäßigen Nutzung von Elomia eine Reduktion der Depressionssymptomatik (bis zu 28%), von Angstzuständen (bis zu 31%) und negativen Affekten (bis zu 15%). Darüber hinaus kam es zu einer Zunahme positiver Affekte die sich in einem ruhigeren, ausgeglicheneren Zustand, hohem Selbstwertgefühl und Vertrauen in die Zukunft äußerten.

Youper ist eine weit verbreitete, kommerziell erhältliche Therapie-App für Smartphones, Tablets und Mixed-Reality-Headsets, die für den Einsatz bei Depressionen und Angststörungen entwickelt wurde. In einer Längsschnittstudie mit 4517 Nutzenden zeigte sich eine signifikante, moderate Verbesserung der Depressionssymptomatik (d = 0,46) und der Angstsymptomatik (d = 0,57) bereits nach zwei Wochen. Die Verbesserungen der Angstsymptomatik blieb in den folgenden zwei Wochen bestehen, aber die Depressionssymptome nahmen mit einer sehr geringen Effektstärke (d = 0,05) leicht zu (Mehta et al., 2021).

Therabot basiert auf einem LLM, das auf von Expert:innen kuratierten Dialogen zum Thema psychische Gesundheit feinabgestimmt ist (z. B. KVT, empathische Antworten, Validierung etc.). Der Chatbot verfügt über mehrere Sicherheitsvorkehrungen, u. a. einem Krisenklassifikationsmodell. Therabot wurde in einer vierwöchigen randomisierten, kontrollierten Studie mit 210 Personen evaluiert, die klinisch relevante Symptome von Depression, Angststörungen und ein Essstörungsrisiko aufwiesen. Die Interventionsgruppe wies nach diesem Zeitraum eine signifikant stärkere Symptomverbesserung der Depressions- (d = 0,79; p = 0,003) und der Angstsymptomatik auf (d = 0,90; p < 0,001) (Heinz et al., 2025). Diese Verbesserung ist mit einer traditionellen Psychotherapie zu vergleichen.

Aktuelle Forschungsarbeiten berichten, dass KI-Chatbots zu einer signifikanten Reduktion psychischer Belastungen beitragen können. In einer systematischen Übersichtsarbeit und Meta-Analyse von Zhong und Kolleg:innen (2024) wurde die Wirksamkeit KI-basierter Chatbots bei der Behandlung von Depressionen und Angstzuständen untersucht. In die Analyse wurden 18 randomisierte, kontrollierte Studien mit insgesamt 3477 Teilnehmenden einbezogen. Die zusammengeführten Ergebnisse zeigen eine geringe, aber statistisch signifikante

Reduktion von Depressionssymptomen (g = 0,26) und Angstsymptomen (g = 0,19). Die stärksten Effekte wurden nach acht Wochen Behandlungsdauer beobachtet, was darauf hindeutet, dass eine längere Nutzung zu besseren Ergebnissen führt. Bei einem Follow-up nach drei Monaten gingen die Effekte jedoch verloren.

Bei Jugendlichen und jungen Erwachsenen zeigen Untersuchungen zur Wirksamkeit KI-basierter Chatbot-Interventionen differenzierte Ergebnisse. In einer systematischen Übersichtsarbeit und Meta-Analyse von Feng und Kolleg:innen (2025) wurden 14 Artikel (15 randomisiert-kontrollierte Studien, N = 1974) einbezogen. Die KI-basierten Chatbots (darunter Woebot und Wysa) zeigen nach Korrektur des Publikationsbias im Vergleich zu Kontrollbedingungen einen mittleren bis großen Effekt (g = 0,61) auf depressive Symptome. Untergruppenanalysen ergaben, dass sie bei der Verbesserung depressiver Symptome in subklinischen Populationen wirksam waren (g = 0,74). Ihre Effektstärken nach Korrektur des Publikationsbias für Generalisierte Angstsymptome (g = 0,06), Stress (g = 0,002) und positive Affekte (g = 0,01), negative Affekte (g = 0,07) und psychisches Wohlbefinden (g = 0,04) waren jedoch allesamt nicht signifikant. Die Ergebnisse unterstreichen das Potenzial von KI-gestützten CAs für die frühzeitige Intervention bei Depressionen in dieser Bevölkerungsgruppe und betonen die Notwendigkeit weiterer Verbesserungen, um ihre Wirksamkeit bei einem breiteren Spektrum von psychischen Gesundheitsergebnissen zu steigern (ebd.).

Praxistipp

Thematisieren Sie die Nutzung von therapeutischen KI-basierten Chatbots frühzeitig und routinemäßig mit Ihren Patient:innen. Erfragen Sie, ob der Patient bereits Erfahrungen mit ihnen gemacht hat oder ob er diese oder andere KI-basierte Unterstützungsangebote parallel zur Psychotherapie nutzt.

Wenn ein Patient bereits einen KI-basierten Chatbot nutzt, ist eine offene Kommunikation über die Chancen, Risiken und Grenzen dieser Anwendungen empfehlenswert. Schätzen Sie gemeinsam mit dem Patienten ein, ob und vor allem wie ein KI-basierter Chatbot die Therapie gewinnbringend unterstützen kann (von Hagen, 2025; s. Abschn. 10.2).

Der Großteil der aktuell verfügbaren KI-Chatbots für therapeutische Zwecke ist auf den englischsprachigen Raum ausgerichtet. Für nicht-englischsprachige Populationen bestehen bislang kaum Angebote. In Deutschland steckt der Markt noch in den Kinderschuhen. Mit *MindDoc* (MindDoc Health GmbH, https://minddoc.com/de/), *HelloBetter* (GET.ON Institut für Online Gesundheitstrainings GmbH, https://hellobetter.de/) und *Selfapy* (Selfapy GmbH, https://www.selfapy.com) gibt es jedoch bereits etwa ein Dutzend seriöse digitale Anbieter, die von den Krankenkassen als DiGA zugelassen wurden. Zu diesem Zeitpunkt verwenden sie noch keine KI für ihre Chatfunktion. HelloBetter plant die Integration von generativer KI in zukünftige Produkte (Bomke & Rybicki, 2024).

Allgemeine LLMs

Seit dem Markteintritt allgemeiner LLMs Ende 2022 nutzen Menschen diese Systeme zunehmend auch zur psychologischen Unterstützung. Die Systeme sind nicht für psychotherapeutische Interventionen ausgelegt und die Anbieter weisen explizit darauf hin, dass es sich nicht um zertifizierte Medizinprodukte handelt (Alotaibi & Alshahre, 2024; Bae Brandtzæg et al., 2021; s. Kap. 14). Der Chat-Generative Pre-Trained Transformer (ChatGPT) von OpenAI ist mit 4,7 Milliarden Seitenaufrufen und 400 Millionen aktiven Nutzern pro Woche (Stand: Januar 2025) der meistgenutzte KI-basierte Chatbot. Rund 10% der Nutzenden greifen bereits heute darauf zurück, um emotionale und soziale Unterstützung sowie psychische Gesundheitsunterstützung auf Abruf zu erhalten (Bomke & Rybicki, 2024; Giray, 2025). Untersuchungen legen nahe, dass ChatGPT eine wertvolle psychoedukative Ressource darstellen kann. Der Chatbot verwendet einen empathischen und bestätigenden Ton bei der Beantwortung emotional herausfordernder Fragen, regt zum Nachdenken an, bietet umsetzbare Selbsthilfevorschläge an, ohne explizite medizinische Ratschläge zu geben (Biassoni & Gnerre,

2025; Eshghie & Eshghie, 2023; Maurya et al., 2024). Zudem zeigte sich in einer zweiwöchigen, randomisierten, kontrollierten Studie an neu diagnostizierten Krebspatient:innen, dass eine ergänzende, ChatGPT-gestützte Beratungsintervention gegenüber standardisierter Psychoedukation zu signifikant geringeren Angst- ($p = 0{,}002$) und Depressionswerten ($p < 0{,}001$) führte. Zusätzlich wurden in 88,5 % der Fälle die KI-generierten Antworten als angemessen erachtet (Akdogan et al., 2025). Das deutet darauf hin, dass auch allgemeine LLMs als wertvolle Ergänzung zu herkömmlichen psychosozialen Unterstützungsmethoden dienen können.

Allgemeine LLMs weisen für die psychische Gesundheitsversorgung einige Stärken, aber auch Schwächen auf. Eine systematische Übersichtsarbeit von Wang und Kolleg:innen (2025), die acht Studien zu allgemeinen LLMs (u. a. ChatGPT, Bard, Claude) zusammenfasst, findet konsistente Stärken in der Psychoedukation und der emotionalen Wahrnehmung. Einschränkungen bestehen jedoch bei der diagnostischen Genauigkeit, der kulturellen Kompetenz und der Fähigkeit, Nutzer:innen langfristig emotional zu binden.

Obwohl LLMs Potenzial für eine emotional abgestimmte Kommunikation zeigen, erfüllen sie derzeit nicht die klinischen Sicherheitsstandards für Kriseninterventionen. Eine Untersuchung mit Claude, Gemini, Deepseek, ChatGPT, Grok 3 und LLAMA zeigte, dass sie auf Benutzer:innenanfragen zu Krisensituationen im Bereich der psychischen Gesundheit derzeit keine zufriedenstellenden klinischen Standards für Krisenreaktionen erfüllen (Shah et al., 2025). Insgesamt deuten die bisherigen Befunde auf ein vielversprechendes Potenzial für niedrigschwellige Unterstützung hin, machen aber zugleich deutlich, dass die Frage, ob und wie allgemeine LLMs für psychotherapeutische Zwecke geeignet sind, weiterhin Gegenstand klinischer Forschung und ethischer Debatten ist (Gabriel et al., 2024).

4.2 Grenzen und Möglichkeiten

Welche Grenzen und Möglichkeiten haben die heutigen KI-basierten therapeutischen Chatbots gegenüber traditionellen Behandlungsmethoden? Können sie Therapeut:innen ersetzen? Was können sie tatsächlich leisten? Neben den erzielten technischen Fortschritten und der nachgewiesenen Wirksamkeit von therapeutischen, KI-gestützten Chatbots zur Unterstützung der mentalen Gesundheit bestehen Grenzen bei der Integration in die psychologische Gesundheitsversorgung, die Psychotherapeut:innen kennen müssen.

Fehlendes Einfühlungsvermögen und emotionale Intelligenz

Ein zentraler Kritikpunkt besteht dahingehend, dass KI-basierte Chatbots – anders als Fachkräfte – weder über Einfühlungsvermögen noch über emotionale Intelligenz verfügen. Deshalb stoßen sie trotz ihrer wachsenden Leistungsfähigkeit dort an Grenzen, wo menschliche Empathie, situatives Feingefühl und komplexes Beziehungsverständnis gefragt sind. Zu diesem Zeitpunkt fehlen ihnen die persönlichen zwischenmenschlichen Erfahrungen, was durch pseudo-empathische Äußerungen verdeckt werden kann (Meadi et al., 2025). Ein Chatbot, der Empathie imitiert und angemessen reagiert, reicht jedoch möglicherweise nicht aus. Wenn Menschen kommunizieren, sagen sie vielleicht mit Worten das eine, aber ihre Körpersprache vermittelt möglicherweise eine andere Bedeutung oder Emotion (Carlbring et al., 2023). Kritiker:innen bezweifeln, dass KI-gestützte Chatbots in der Lage sind, wesentliche menschliche Qualitäten, wie z.B. Empathie und die Interpretation nonverbaler Signale, zu reproduzieren (Denecke et al., 2021).

Missinterpretation

KI-basierte Chatbots sind aufgrund der Komplexität der menschlichen Sprache anfällig für Fehlinterpretationen der Intention von Nutzereingaben. Das kann zu Frustration bei den Nutzenden führen (Adamopoulou & Moussiades, 2020). Zudem sind Probleme bei der Interpretation ironischer Nutzereingaben ein potenzieller Fallstrick, der zu unangemessenen therapeutischen Ratschlägen führen könnte (Carlbring et al., 2023). Diese können die Symptomatik der Betroffenen verschärfen und das Vertrauen in digitale Gesundheitsinterventionen gefährden (vgl. Kap. 13). In der Folge können die Wirksamkeit und Akzeptanz von KI-Chatbots zu Unterstützung der psychischen Gesundheitsversorgung untergraben werden (ebd.).

Unvorhersehbare Risiken und potenzielle Fehlreaktionen

Im Gegensatz zu regelbasierten Konversationsagenten, bei denen es unwahrscheinlich ist, dass unangemessene oder unsinnige Antworten oder Handlungsempfehlungen gegeben werden, können KI-gestützte Chatbots durch ihre selbstlernenden Fähigkeiten zu unvorhersehbaren, fehlerhaften und potenziell schädlichen Ausgaben führen. Dadurch bergen sie das Risiko negativer Folgen für die Nutzenden, z. B. in Form inkonsistenter therapeutischer Strategien (Denecke et al., 2021; Luxton, 2020).

Die von Weizenbaum angestoßene Debatte zu ethischen Fragen hat sich durch KI-basierte Chatbots weiter verschärft. Es stellen sich Fragen zum Datenschutz, zu potenziellen Fehldiagnosen und der Gefahr, dass der menschliche Aspekt aus der Psychotherapie entfernt wird und es zu einer Entpersonalisierung und Entmenschlichung in der Versorgung kommt (vgl. Kap. 12; Palmer & Schwan, 2022).

Kognitive Verzerrungen

Derzeit sind die Fähigkeiten von therapeutischen, KI-gestützten Chatbots zur Korrektur kognitiver Verzerrungen und der Affekterkennung begrenzt. Kognitive Verzerrungen sind im Kontext der psychischen Gesundheit besonders relevant, da sie Erkrankungen wie Depressionen und Angstzustände aggravieren können, indem sie maladaptive Denkmuster oder unrealistische Erwartungen verstärken. Allgemeine Sprachmodelle wie ChatGPT und Gemini zeigen sich bei der Erkennung und Korrektur kognitiver Verzerrungen den therapeutischen KI-Chatbots Wysa und Youper überlegen, was auf eine größere Flexibilität beim Umgang mit komplexen kognitiven Mustern hindeutet. Speziell hinsichtlich

- des Overtrust Bias (Tendenz, technischen Systemen oder Autoritäten übermäßig zu vertrauen, selbst wenn es Hinweise auf Fehler gibt),

- des fundamentalen Attributionsfehlers (Tendenz, das Verhalten anderer Menschen eher ihrem Charakter als situativen Faktoren zuzuschreiben) und
- der Just-World-Hypothese (Annahme, dass die Welt grundsätzlich gerecht ist und dass Menschen das bekommen, was sie verdienen).

Auch bei der Affekterkennung zeigen allgemeine LLM eine bessere Leistung und eine schnellere Anpassung an subtile emotionale Nuancen (Rządeczka et al., 2025).

Methodische und qualitative Mängel bei der Anwendung von KI in der Forschung

Ein weiteres Problem stellt die unzureichende Studienlage zur Langzeitwirksamkeit dar. Nur wenige der derzeit verfügbaren therapeutischen KI-Chatbots weisen eine valide, empirisch gestützte Wirksamkeit auf (Ahmed et al., 2021) und noch wenige der sich auf dem Markt befindenden therapeutischen KI-Chatbots wurden in rigorosen empirischen Studien getestet (Boucher et al., 2021). Meta-Analysen (z.B. Li et al., 2023) zeigen zwar kurzfristige Effekte auf Angst- und Depressionssymptome, Langzeitdaten sind jedoch rar. Ob Patient:innen auch langfristig von KI-Chatbot-Interventionen profitieren, ist aktuell nicht hinreichend erforscht (Feng et al., 2025; Zhong et al., 2024). Aus diesem Grund sind robuste und unabhängige Studien erforderlich, um die (Langzeit-)Wirksamkeit und Generalisierbarkeit von KI-basierten Chatbots zu bestätigen (Farzan et al., 2025).

KI-gestützte Chatbots weisen die gleichen Vorteile wie allgemeine E-Mental-Health-Anwendungen auf. Hierzu zählen die Entlastung des Gesundheitssystems (z.B. durch Überbrückung der Wartezeit oder Rückfallprophylaxe) (Fiske et al., 2019; Meadi et al., 2025) und der standortunabhängige und niedrigschwellige Zugang für Personen, die sonst keinen Zugang zu einer regulären psychiatrischen Versorgung haben (Meadi et al., 2025). Zudem ist die Möglichkeit, sich anonym und ohne den Druck sozialer Erwünschtheit und Stigmatisierung der Anwendung anzuvertrauen, ein weiterer Vorteil (Carlbring et al., 2023; Lucas et al., 2014, 2017). Chatbots verwenden in der Regel einfach zu bedienende Schnittstellen und interagieren mit den Nutzenden über verschiedene

Eingabe- und Ausgabemodalitäten, was sie für Personen mit geringen Computer-, Gesundheits- und Lesekenntnissen geeignet macht (Denecke et al., 2021). Darüber hinaus bieten sie spezifische Vorteile, die sie von konventionellen digitalen Interventionsansätzen unterscheiden und ihre Effektivität steigern.

Adaptive und personalisierte Interaktion

Die Integration von generativer KI erlaubt adaptive und personalisierte Interaktionen, die eine dynamische und unterstützende Kommunikationsumgebung schaffen. Im Gegensatz zu statischen, skriptbasierten Ansätzen generieren sie kontextsensitivere Antworten, die individuell auf den Nutzenden zugeschnitten sind (Singh & Beniwal, 2022). Diese Fähigkeit zur Verarbeitung vielfältiger Benutzereingaben fördert eine natürliche Ausdrucksweise und trägt zu einer benutzerfreundlichen sowie responsiven Interaktion bei, wodurch eine unterstützende und engagierende Atmosphäre geschaffen wird (Kalla et al., 2023).

Interaktion in Echtzeit

KI-basierte Chatbots sind meist über eine App auf dem Smartphone oder Tablet verfügbar, sodass die Nutzenden jederzeit (z. B. zwischen Therapiesitzungen) und ortsunabhängig auf therapeutische Inhalte zugreifen und unmittelbare Probleme und Herausforderungen kontextbezogen in Echtzeit angehen können, ohne dass direkter therapeutischer Kontakt benötigt wird (Chiauzzi et al., 2024). Nach Mitternacht, wenn keine herkömmlichen psychotherapeutischen Dienste verfügbar sind, findet rund ein Drittel (34 %) der Interaktionen mit dem KI-gestützten Chatbot Elomia statt (Elomia Health Inc., n.d.). Andere Forschende befürchten, dass Nutzende aufgrund der ständigen Verfügbarkeit und Positivität der Chatbots von ihnen abhängig werden könnten (s. Kap. 11). Das kann die soziale Isolation fördern und dazu führen, dass die Nutzenden persönliche Besuche bei psychosozialen Fachkräften vermeiden (Meadi et al., 2025; Prakash & Das, 2020; Vaidyam et al., 2019).

Erhöhtes Nutzerengagement

Die Studienlage legt nahe, dass E-Mental-Health-Anwendungen mit integriertem KI-Chatbot von den Nutzenden positiv wahrgenommen werden und zu einer Steigerung des Engagements beitragen. Das wirkt sich wiederum positiv auf die psychische Gesundheit aus (Boucher et al., 2021; Farzan et al., 2025). Ein zentrales Problem herkömmlicher E-Mental-Health-Interventionen sind mangelndes Nutzerengagement und hohe Abbruchquoten (Gerhards et al., 2011; Grobe et al., 2024). KI-gestützte Chatbots bieten eine Lösung für dieses Problem, indem sie durch interaktive, adaptive und dialogbasierte Elemente die Aufmerksamkeit der Nutzenden länger aufrechterhalten und so die Selbstadhärenz fördern (Vaidyam et al., 2019). Dadurch erhöht sich das Nutzerengagement, was eine langfristige Nutzung der Interventionen begünstigt (Boucher et al., 2021; Perski et al., 2019).

Therapeutische Allianz

Eine tragfähige therapeutische Allianz zwischen Therapeut:in und Patient:in stellt einen Prädiktor für bessere therapeutische Ergebnisse dar (Bordin, 1979). Bisher wurde angenommen, dass Bindung ausschließlich Domäne zwischenmenschlicher Beziehungen ist. Aktuelle Studien berichten, dass relationale Agenten (z.B. Wysa) in der Lage sind, eine funktionierende digitale therapeutische Allianz mit den Nutzenden zu bilden, die vergleichbar mit den Ergebnissen neuerer Studien zu traditionellen, von Menschen erbrachten Dienstleistungen in verschiedenen Behandlungsmodalitäten in klinischen Settings sind (Beatty et al., 2022; Darcy et al., 2021). Ob eine Bindung zu KI-Systemen für eine Symptomreduktion nötig ist, wird derzeit kontrovers diskutiert (vgl. S.14; Malouin-Lachance et al., 2025).

Zusammenfassend lässt sich sagen, dass therapeutische, KI-basierte Chatbots neue Möglichkeiten in der psychologischen Gesundheitsversorgung eröffnen, wobei ihr Hauptpotenzial in der ersten und niedrigschwelligen Unterstützung sowie der Erweiterung bereits vorhandener Therapieangebote für Betroffene mit milder Symptomatik liegt. Durch die kontinuierliche Weiterentwicklung von KI-Technologien können sie aufgrund ihrer Skalierbarkeit eine entscheidende Rolle bei der Schließung der Behandlungslücke, insbesondere Wartezeiten und regionale Unterversorgung, spielen und somit die Versorgungslandschaft substanziell ergänzen und transformieren (Feng et al., 2025; Heinz et al., 2025; Selaskowski et al., 2023). Doch diese Möglichkeiten dürfen nicht über die vorherrschenden Limitationen hinwegtäuschen. Kurzfristig können sie die Reichweite, Verfügbarkeit und das Engagement in der psychotherapeutischen Versorgung erhöhen und etablierten Angeboten als effiziente Ergänzung dienen. Langfristig hängt ihr tatsächlicher Wert jedoch von unabhängiger Evidenz, robusten Sicherheits- und Ethikrahmen sowie einer engen Verzahnung mit menschlicher, fachlicher Versorgung ab. Nur so lassen sich die Chancen nutzen und Risiken minimieren.

KAPITEL 5

KI in der Diagnostik und Früherkennung

Eine präzise Diagnostik und Früherkennung psychischer Erkrankungen sind Voraussetzung für eine wirksame Psychotherapie. Aufgrund der Komplexität von Störungsbildern und der begrenzten Objektivität von Selbstauskünften und klinischen Beobachtungen steht die psychologische Diagnostik vor der Herausforderung, valide Befunde zu generieren (Biró et al., 2023; Kessler et al., 2000). KI-Technologien wie Machine Learning (ML), Natural Language Processiong (NLP), große Sprachmodelle (Large Language Models, LLMs) und neurale Netzwerke ermöglichen eine hohe Datenverarbeitungsqualität. Sie arbeiten in einem Umfang und einer Geschwindigkeit, die weit über menschliche Kapazitäten hinausgehen. Zudem können sie subtile Muster in komplexen, heterogenen Datenmengen identifizieren, die menschlichen Fachkräften möglicherweise entgehen (Baydili et al., 2025). Dadurch eröffnen sich Möglichkeiten für eine schnellere und objektivere Diagnose sowie für die potenziell frühere Erkennung psychischer Erkrankungen (Russell & Norvig, 2023; Schönhart, 2025). Hierdurch könnten Herausforderungen traditioneller Diagnosemethoden überwunden, die klinische Entscheidungsfindung unterstützt und die Patientenversorgung verbessert werden (Terra et al., 2023). Dieses Kapitel gibt einen Überblick über den aktuellen Stand der Forschung zu KI in der Diagnostik und Früherkennung psychischer Erkrankungen. Es beleuchtet spezifische Anwendungsfelder und diskutiert sowohl Chancen als auch Limitationen.

5.1 Mustererkennung in Sprache und Text

Sprache ist weit mehr als gesprochene und geschriebene Worte. Sie transportiert Emotionen, Denkmuster und kognitive Zustände. Mit KI-gestützten Analyseverfahren lassen sich linguistische Merkmale, semantische Strukturen oder auch das Tippverhalten auswerten. Auf diese Weise können subtile Hinweise auf psychische Belastungen identifiziert werden, die in traditionellen Diagnosegesprächen leicht übersehen werden.

ML-Algorithmen und NLP ermöglichen die Analyse vielfältiger Datenquellen. Dazu zählen Text- und Sprachprotokolle, elektronische Gesundheitsakten, Social-Media-Interaktionen oder physiologische Daten von tragbaren Geräten (z.B. zur Bestimmung des Stress- oder Angstlevels) (Bae et al., 2021; Góngora Alonso et al., 2022). Diese Vielfalt eröffnet neue Perspektiven für die Früherkennung. Eine rechtzeitige Identifizierung von Patient:innen mit erhöhtem Risiko einer psychischen Krise kann zu besseren Behandlungsergebnissen führen und Belastungen sowie Kosten reduzieren (Garriga et al., 2022).

Studien zeigen, dass auf Sprach- und Textdaten basierende KI-Anwendungen in der Lage sind, Diagnosen mit der vergleichbaren Genauigkeit wie ausgebildete Fachkräfte zu stellen (z.B. Pugh et al., 2024). Bei der Diagnose verschiedener psychischer Störungen anhand von Textdaten haben sich mehrere ML-Algorithmen als vielversprechend erwiesen. Häufig eingesetzt wurden Support-Vector-Maschinen (SVM), Random Forests und Deep-Learning-Modelle wie Convolutional Neural Networks (CNNs). Sie haben sich insbesondere bei der Diagnose von bipolaren Störungen, PTBS und Schizophrenie als effektiv erwiesen (Madububambachu et al., 2024). SVM erzielen bei der Diagnose von Schizophrenie anhand von Social-Media-Daten eine Genauigkeit von bis zu 95% (Birnbaum et al., 2017). Für bipolare Störungen erreichten sie anhand von selbstberichteten schriftlichen Stimmungsbewertungen eine Genauigkeit von 86% (Perez Arribas et al., 2018).

Beispiele für sprachliche und parasprachliche Marker, die sich bei verschiedenen psychischen Erkrankungen in dem Sprachmuster erkennbar machen und mit KI-Technologien analysiert werden können, sind:

- Veränderungen in der Kommunikationshäufigkeit, der Verwendung negativer Wörter und Veränderungen in der Komplexität der Sprache können auf Depressionen oder Angstzustände hinweisen.
- Die ungeordneten Denkmuster, die beim Verfassen von Nachrichten auftreten, könnten ein Warnsignal für psychotische Störungen sein.
- Wiederholte Fragen, einfachere Satzstrukturen oder ein deutlicher Rückgang der Komplexität der Sprache könnten auf einen kognitiven Abbau hinweisen, wie z. B. Alzheimer und Demenz (Biró et al., 2023)

In einem Review berichten Baydili und Kolleg:innen (2025), dass Sprachanalyse-Frameworks, die LLMs nutzen, die Erkennung kognitiver Beeinträchtigungen und psychiatrischer Symptome verbessern. Die Frameworks extrahierten nuancierte linguistische Merkmale und erreichten in einzelnen Studien hohe Genauigkeitsraten. Die identifizierten Studien verdeutlichen die Vielseitigkeit sprachbasierter KI-Modelle bei der Früherkennung und Klassifizierung verschiedener psychischer Erkrankungen, darunter Schizophrenie, Depressionen, Angsterkrankungen, bipolare Störungen und Alzheimer.

Sprache gilt als valider und reliabler Biomarker für die Diagnose von Depressionen und deren Verlauf. Personen mit Depression weisen häufig eine langsamere Sprechgeschwindigkeit, einen monotonen Tonfall und längere Pausen in ihrer Sprache auf (Mundt et al., 2012). KI-basierte Sprachanalyse kann diese Merkmale klassifizieren und dadurch Psychotherapeut:innen bei der Diagnosefindung assistieren, wodurch traditionelle Diagnoseansätze ergänzt und der gesamte Diagnoseprozess rationalisiert wird (Baydili et al., 2025; Biró et al., 2023). Kim und Kolleg:innen (2023) berichten, dass ein CNN-Modell, das emotionale Ausdrücke in Sprache analysiert, eine hohe Klassifikationsgenauigkeit von Depressionen (bis zu 78,14 %) erreicht. Fernbeurteilungen auf Grundlage von Sprachprotokollen und Online-Gesprächen, die mittels KI-gestützter Analyseverfahren ausgewertet werden, haben sich darüber hinaus als hochgradig zuverlässig bei der Einschätzung von Depressions-, Angst- und Stressniveaus erwiesen (Y. Liu et al., 2022). Für die Diagnose von PTBS mittels SVM liegen weniger konsistente Ergebnisse vor. So berichten Banerjee und Kolleg:innen (2017), dass mit einem SVM-Klassifikator eine Genauigkeit von 57,68 % erzielt wurde.

5.2 Emotionserkennung durch Bild- und Sprachanalyse

Zwischen Emotionen und psychischen Erkrankungen besteht eine reziproke Beziehung. Deshalb gewinnt KI-basierte Emotionserkennung zunehmend an Bedeutung (Guo et al., 2024). Diese Systeme können z. B. Veränderungen des emotionalen Zustands während der Interaktion zwischen Patient:innen und medizinischem Personal überwachen. Auf dieser Basis lassen sich personalisierte Behandlungspläne entwickeln. Die Emotionserkennung ist ein wesentlicher Aspekt menschlicher Interaktion und psychologischer Diagnostik und basiert auf verschiedenen psychologischen Theorien. Das Verständnis von Emotionen erfordert die Unterscheidung zwischen Emotion und Gefühl. Emotionen sind unbewusste und schnelle Reaktionen, während Gefühle bewusste Ausformungen dieser emotionalen Erfahrungen sind (Ballesteros et al., 2024). Diese Unterscheidung ist entscheidend, da sie den Ansatz von Emotionserkennungssystemen prägt. Sie zielen oft darauf ab, die unmittelbaren, physiologischen Manifestationen von Emotionen zu erkennen.

Bei der KI-basierten Bildanalyse werden Emotionen anhand von Gestik und Mimik mithilfe von Computer Vision und ML extrahiert und kategorisiert. Die von Sensoren und Kameras erfassten Videodaten werden Frame-weise analysiert, sodass Gesichtserkennungsalgorithmen emotionale Ausdrücke identifizieren können (Guo et al., 2024). Auf diese Weise können subtile emotionale Veränderungen im Ausdruck während der Interaktion zwischen Patient:innen und Behandelnden detektiert werden. Diese zusätzlichen Informationen tragen zu genaueren Diagnosen von Erkrankungen wie Depressionen oder Angsterkrankungen bei. Für den Einsatz von ML zur Vorhersage von Depressionen mittels Gehirnscans liegt die durchschnittliche Diagnosegenauigkeitsrate der letzten Jahre bei etwa 80 %. Es gibt auch Studien, die von Genauigkeitsraten von über 90 % berichten (Gao et al., 2018; Yan et al., 2022). In Untersuchungen erreichten CNNs bei der Diagnose bipolarer Störungen anhand von Neuroimaging eine sehr hohe Diagnosegenauigkeit von 99,75 % (Z. Li et al., 2021).

Bei sprachbasierter Emotionserkennung werden verschiedene akustische Merkmale genutzt, um emotionale Zustände anhand von Sprachdaten zu erkennen. KI-Techniken wie NLP und Deep Learning (DL) spielen eine entscheidende Rolle bei der Interpretation emotionaler Signale aus gesprochener Sprache. Sie analysieren akustische Merkmale wie Grundfrequenz, Sprechgeschwindigkeit, Energieintensität und Intonation sowie prosodische Merkmale wie Tonhöhenvariation und Satzstruktur, die unterschiedliche Emotionen signalisieren können (Wilson et al., 2022). Beispielsweise können eine erhöhte Lautstärke und eine hohe Sprechgeschwindigkeit können auf Aufregung hinweisen. Ein rauer Tonfall hingegen kann Wut signalisieren. Sprachbasierte Emotionserkennungssysteme mit KI haben sich bei der Erkennung von Erkrankungen als wirksam erwiesen. Dazu zählen soziale Phobie, Schizophrenie, Depression und die Posttraumatische Belastungsstörung (Berardi et al., 2023; J. Hu et al., 2024).

Technische Fortschritte ermöglichen inzwischen die Integration multimodaler Techniken. Dabei werden Daten aus verschiedenen Quellen wie Video, Audio und Text kombiniert, um eine umfassende und genauere Analyse emotionaler Zustände zu erzielen (Guo et al., 2024; Kumar et al., 2022). Durch die Analyse von Mimik, Stimmlage und sogar der in schriftlichen Inhalten vermittelten Stimmung können subtile emotionale Hinweise erkannt werden, die bei der Fokussierung auf eine einzelne Datenmodalität möglicherweise übersehen werden (Rosi et al., 2024). Allerdings verhindern begrenzte Tests in der Praxis derzeit noch die Validierung dieser Systeme in dynamischen realen Umgebungen (Baydili et al., 2025).

5.3 Grenzen und Möglichkeiten

Die Anwendung von KI in der Diagnostik und Früherkennung psychischer Erkrankungen bietet zahlreiche Chancen. Gleichzeitig bestehen methodische, klinische und ethische Herausforderungen.

Vorteile KI-basierter Diagnosetools liegen insbesondere im Analysieren großer Datenmengen. Dadurch lassen sich psychische Erkrankungen effektiver als mit herkömmlichen Methoden identifizieren und deren Verlauf besser überwachen, da diese oft auf subjektiven Selbstberichten und Beobachtungen beruhen (Madububambachu et al., 2024). Organisatorisch können Diagnosetools entlasten, indem sie Routineaufgaben wie das Screening automatisieren. Dadurch gewinnen Behandelnde mehr Raum für komplexe klinische Entscheidungen und die individuelle Betreuung von Patient:innen (Babu & Joseph, 2024; Sun et al., 2025).

Trotz vielversprechender Forschungsergebnisse werden KI-Systeme zur Diagnose und Früherkennung in der klinischen Praxis bislang nur selten bis gar nicht eingesetzt. Das ist hauptsächlich auf bestehende methodische Herausforderungen zurückzuführen. Ein zentrales Problem ist die Datenqualität und -verfügbarkeit. In den frühen Phasen der Technologieentwicklung werden erhebliche Datenmengen für das Training von zuverlässigen und genauen Vorhersage- und Entscheidungsmodellen benötigt. Psychiatrische Daten sind oft heterogen, unstrukturiert und von begrenzter Größe, was das Training robuster KI-Modelle erschwert (Baydili et al., 2025). Forscher:innen nutzen zwar öffentliche Datenbanken. Dennoch treten häufige Probleme mit Forschungsdatensätzen auf, wie z. B. Datenungleichgewicht und begrenzte Datensatzgröße. Solche Einschränkungen können zu Diskrepanzen zwischen den für Training und Experimente verwendeten Daten führen (Guo et al., 2024). Algorithmische Verzerrungen stellen eine weitere Hürde dar. Verzerrungen in den Trainingsdaten können zu ungleichen Behandlungsempfehlungen aufgrund von Ethnie, Alter, Geschlecht oder sozioökonomischem Status führen. Dadurch können bestehende Ungleichheiten in der psychiatrischen Versorgung aufrechterhalten bleiben (Baydili et al., 2025). Eng mit dieser Problematik verbunden ist die eingeschränkte Generalisierbarkeit. Viele Modelle erzielen hohe Genauigkeiten in kontrollierten Forschungsumgebungen, verlieren jedoch in realen klinischen Settings deutlich an Zuverlässigkeit (ebd.). Diese Domänenverschiebung erklärt sich aus Unterschieden zwischen Trainings- und Praxisdaten (z. B. Sprache, Kultur oder Demografie) und unterstreicht die Notwendigkeit robuster externer Validierungen.

Deshalb stoßen bestehende Systeme aufgrund kultureller Unterschiede und individueller Variationen in emotionalem Ausdruck häufig an ihre Grenzen. Das kann zu Fehlinterpretationen führen (Guo et al., 2024). Dies zeigt sich deutlich im Bereich der KI-basierten Sprachanalyse für diagnostische Zwecke bei Depressionen. Hier sind an die kulturellen Unterschiede angepasste Vorgehensweisen erforderlich, um sprachliche Eigenheiten und kulturell geprägte Ausdrucksformen adäquat zu erfassen. Derzeit sind viele Modelle primär an Daten englischsprachiger Patienten:innengruppen trainiert worden. Das schränkt ihre Anwendbarkeit in anderen Sprach- und Kulturkontexten erheblich ein (Kim et al., 2023). Um Zuverlässigkeit und Genauigkeit in unterschiedlichen klinischen Umgebungen zu gewährleisten, sind umfassende Datensätze unerlässlich. Diese müssen vielfältige Populationen umfassen (Baydili et al., 2025).

Hinzu kommt die methodische Einschränkung, dass viele Systeme auf **kategoriale Diagnosen** fokussieren, anstatt Symptome oder Schweregrade zu berücksichtigen. Eine fehlende Standardisierung der Labelpraxis erschwert die Vergleichbarkeit zusätzlich (Martin & Rouas, 2024). Weiter gilt zu berücksichtigen, dass der Großteil der Studien zu KI-basierten Diagnosesystemen sich noch im Forschungs- oder Pilotstadium befindet und bisher nur an kleinen Stichproben evaluiert wurden (Guo et al., 2024; Sun et al., 2025).

Die klinische Integration stellt eine weitere Herausforderung dar. KI-basierte Diagnosesysteme müssen sich nahtlos in die Arbeitsabläufe im Gesundheitswesen einfügen, ohne zusätzliche Belastungen für die Behandelnden zu verursachen (Baydili et al., 2025). Gleichzeitig besteht die Gefahr, dass durch eine zunehmende Automatisierung die menschliche Aufsicht reduziert wird und der zwischenmenschliche Aspekt psychotherapeutischer Diagnostik in den Hintergrund tritt (Madububambachu et al., 2024). Angesichts dieser Punkte ist es unerlässlich, robuste Rahmenbedingungen zu entwickeln. Diese sollten sicherstellen, dass KI das menschliche Urteilsvermögen in der psychiatrischen Versorgung ergänzt und nicht ersetzt.

Zudem werfen die Systeme Bedenken hinsichtlich des Datenschutzes und der Sicherheit auf, da sie mit sensiblen Gesundheitsdaten arbeiten (Guo et al., 2024). Um die mit dem Einsatz von KI verbundenen Risiken zu minimieren, ist es wichtig, die Einhaltung der Datenschutzbestimmungen zu gewährleisten und eine informierte Einwilligung einzuholen (Baydili et al., 2025).

Die mangelnde Interpretierbarkeit aktueller Modelle stellt eine weitere zentrale Hürde dar. Viele Modelle sind Black Boxes, was die Akzeptanz bei Fachkräften einschränkt (Sun et al., 2025). Ohne nachvollziehbare Entscheidungsgrundlagen bleibt die Akzeptanz gering, was den Transfer in die Praxis weiter erschwert. Zukünftige Forschungsarbeiten sollten deshalb prioritär auf die Entwicklung (XAI) sowie auf die konsequente Einhaltung regulatorischer Rahmenbedingungen und die methodisch fundierte Integration heterogener Datensätze ausgerichtet sein, um das Potenzial von KI in der psychiatrischen Versorgung evidenzbasiert zu maximieren (ebd.).

Obwohl die Forschung zur Anwendung von KI zur Diagnose und Früherkennung schnell wächst, ist es derzeit unrealistisch, dass KI die Rolle von Therapeut:innen bei der Diagnose und bei Behandlungsentscheidungen vollständig ersetzt (Babu & Joseph, 2024). Der effizienteste und wirkungsvollste Ansatz zur Integration von KI zur Diagnose und Früherkennung in die klinische Praxis ist es daher, KI als unterstützendes Instrument zu nutzen. So kann die klinische Entscheidungsfindung durch datengesteuerte Erkenntnisse verbessert werden (Sun et al., 2025).

KAPITEL 6

Personalisierte Therapieansätze durch KI

Stellen Sie sich zwei Patientinnen vor. Beide mit depressiver Symptomatik, beide mit der gleichen Diagnose, beide in Behandlung. Und doch verläuft ihr Therapieprozess völlig unterschiedlich: Während die eine zügige Fortschritte macht, fühlt sich die andere auch nach mehreren Sitzungen unverändert, unverstanden, unberührt. Was unterscheidet sie?

Die psychotherapeutische Praxis kennt dieses Phänomen gut: Hinter ähnlichen Diagnosen verbergen sich oft sehr unterschiedliche Menschen mit individuellen Mustern und Persönlichkeitsstilen, Bedürfnissen, biografischen Prägungen und kognitiven Voraussetzungen usw. Genau an diesem Punkt setzt die Idee der personalisierten Psychotherapie an (Baune, 2019; Ropero et al., 2023). Und exakt hier eröffnet KI neue Wege: Sie kann Muster erkennen, die dem menschlichen Auge und Ohr entgehen, Empfehlungen aussprechen, die auf tausenden Einzelfällen beruhen, und Interventionen vorschlagen, die sich dynamisch an den Therapieverlauf anpassen.

Dieses Kapitel beleuchtet, wie KI-basierte Systeme dazu beitragen können, psychotherapeutische Interventionen gezielt auf die individuellen Voraussetzungen von Patient:innen zuzuschneiden. Im Fokus stehen dabei drei zentrale Anwendungsbereiche:

- adaptive Algorithmen und maßgeschneiderte Inhalte
- die datenbasierte Vorhersage von Therapieerfolgen
- die Chancen und Grenzen dieser Entwicklungen aus technischer, ethischer und klinischer Sicht

6.1 Vor der Therapie: Prognose und passgenaues Matching

Bereits vor Beginn einer psychotherapeutischen Behandlung kann KI dabei helfen, die individuell passende Therapieform zu identifizieren. Auf Basis klinischer, demografischer und psychometrischer Daten trainierte Modelle sind in der Lage vorherzusagen, ob etwa eine kognitive Verhaltenstherapie oder eine medikamentöse Behandlung die bessere Option darstellt. In einer aktuellen Studie zeigten LoParo und Kolleg:innen (2025), dass Patient:innen mit einer Major Depression im Vergleich zu einer nicht empfohlenen Therapieform signifikant höhere Remissions- und Ansprechraten sowie geringere Rückfallquoten aufwiesen, wenn sie der vom Algorithmus empfohlenen Therapieform folgten.

Ein besonders systematischer Ansatz in diesem Feld ist der sogenannte *Personalized Advantage Index* (PAI). Dabei wird für jede einzelne Person ein Vorteilsscore berechnet, der auf mehreren individuellen Variablen basiert, etwa dem Schweregrad der Symptome, dem Alter oder der bisherigen Krankheitsgeschichte. Das Ziel ist, diejenige Behandlung zu finden, die für diese eine Person am wahrscheinlichsten wirksam ist. In einer Studie mit Patient:innen mit somatoformen Beschwerden zeigte sich, dass die Zuweisung zur vom PAI empfohlenen Therapie signifikant bessere Behandlungsergebnisse ermöglichte, mit Effektstärken ($p = .024$, $d = 0,278$), die in etwa dem Unterschied zwischen aktiver Therapie und Placebo entsprechen (Senger et al., 2021).

Gleichzeitig mahnen neuere Untersuchungen zur methodischen Sorgfalt: Meinke und Kolleg:innen (2024) zeigten in einer systematischen Analyse von PAI-Studien, dass viele frühere Arbeiten methodische Standards nicht vollständig erfüllten, etwa durch instabile Vorhersageverfahren oder ungewollte Datenüberschneidungen (sog. Data Leakage). Solche Schwächen können die Wirkung personalisierter Empfehlungen überschätzen. Werden diese jedoch sauber implementiert, bleibt der PAI ein vielversprechendes Werkzeug auf dem Weg zu einer personalisierten Psychotherapie, nicht als Ersatz klinischer Erfahrung, sondern als datengestützte Entscheidungshilfe mit wachsender Präzision.

6.2 Während der Therapie: Dynamische Anpassung und adaptive Steuerung

KI-basierte Systeme können nicht nur dabei helfen, geeignete Therapieformen auszuwählen, sie sind auch in der Lage, psychotherapeutische Interventionen laufend an den individuellen Therapieverlauf anzupassen. Solche adaptiven Systeme reagieren in Echtzeit auf Symptome, Verhaltensmuster oder situative Kontexte, etwa durch Sensoren im Smartphone, digitale Tagebücher oder tragbare Messgeräte (Wearables; Hsu et al., 2024).

Ein zukunftsweisender Anwendungsbereich sind die *Just-in-Time Adaptive Interventions* (JITAIs; Nahum-Shani et al., 2017). Sie liefern passgenaue therapeutische Inhalte genau dann, wenn sie gebraucht werden, etwa Atemübungen bei aufkommender Panik oder achtsamkeitsbasierte Impulse bei erhöhter Grübelneigung (Hardeman et al., 2019; Lachowicz et al., 2024; Henry et al., 2025; van Genugten et al., 2025). In einer aktuellen Meta-Analyse zeigten Abd-Alrazaq und Kolleg:innen (2023), dass KI-gestützte Analysen passiver Sensordaten aus Wearables depressive Symptome mit hoher Genauigkeit erkennen können – ein Befund, der das große Potenzial solcher Technologien für die Früherkennung psychischer Erkrankungen zeigt (vgl. Kap. 5). Ergänzend verdeutlicht eine systematische Übersicht von Kargarandehkordi und Kolleg:innen (2025), dass entsprechende Modelle auf Basis von Bewegungs-, Schlaf- oder Herzfrequenzdaten auch zur kontinuierlichen Überwachung und prädiktiven Einschätzung psychischer Zustände eingesetzt werden können. Beide Arbeiten belegen die zunehmende Relevanz passiver Datenquellen für eine kontext- und zeitnahe psychische Gesundheitsversorgung.

Besonders vielversprechend sind zudem KI-Systeme, die *Reinforcement Learning* (RL) nutzen, um sich durch Rückmeldungen der Nutzer:innen adaptiv weiterzuentwickeln. In einer randomisiert-kontrollierten Studie erwies sich ein spielbasiertes, digital-therapeutisches Programm mit RL-basierter Personalisierung als signifikant wirksamer bei der Reduktion von Depressions- und Angstsymptomen im Vergleich zu einer Nichtbehandlungsgruppe (Shao et al., 2025).

Trotz solcher Fortschritte zeigt sich in aktuellen Übersichtsarbeiten, dass prädiktive KI-Modelle und JITAIs im klinischen Setting noch längst nicht ausreichend validiert sind. Eine qualitative systematische Übersicht ergab, dass nur wenige psychologische JITAIs existieren, meist mit kleiner Stichprobengröße und fehlender Passung zu etablierten Designprinzipien oder fehlender externer Validierung (van Genugten et al., 2025). Die weitere Entwicklung hängt daher entscheidend von der Replizierbarkeit, der Generalisierbarkeit und transparenten Berichterstattung bei algorithmischer Ausgestaltung ab.

Wie aber ein praxistauglicher Einsatz von KI aussehen kann, zeigt eine aktuelle Beobachtungsstudie aus dem britischen Gesundheitssystem (NHS). Dort wurde eine generative Therapiehilfe auf KI-Basis ergänzend zu einer Gruppen-KVT eingesetzt (Habicht et al., 2025). Das Tool ermöglichte es den Patient:innen zwischen den Sitzungen aktiv an therapeutischen Themen zu arbeiten, interaktiv, reflektierend und personalisiert. Im Vergleich zu einer Kontrollgruppe, die nur statische Arbeitsmaterialien nutzte, zeigte sich eine höhere Therapietreue, eine geringere Abbruchquote und eine deutlich stärkere klinische Verbesserung. Besonders deutlich war der Effekt bei intensiver Nutzung – ein Hinweis auf eine dosisabhängige Wirkung. Viele Patient:innen beschrieben die KI-Assistenz zudem als hilfreich für Selbstklärung und die Übertragung kognitiver Techniken in den Alltag, etwas, das klassische digitale Therapieangebote bisher nur eingeschränkt leisten (vgl. Wanniarachchi et al., 2025).

Auch *Recommender-Systeme*, bekannt aus dem E-Commerce, werden zunehmend eingesetzt, um individualisierte Inhalte vorzuschlagen. Dabei handelt es sich um Algorithmen, die, ähnlich wie bei Netflix oder Amazon, persönliche Empfehlungen auf Basis früherer Nutzungsdaten oder Vorlieben generieren. Lattie und Kolleg:innen (2022) betonen, dass solche individualisierten und nutzerzentrierten Inhalte ein zentraler Baustein für Zugänglichkeit und Akzeptanz digitaler psychologischer Gesundheitsangebote sind, insbesondere dann, wenn Design und Inhalt evidenzbasiert und transparent gestaltet sind. Ein besonders anschauliches Beispiel für den Einsatz von Empfehlungssystemen in der psychologischen Gesundheitsversorgung stammt aus einer aktuellen Studie zur Kunsttherapie bei Patient:innen mit Post-Intensivpflege-Syndrom (PICS). Yilma und Kolleg:innen (2024) entwickelten eine KI-Anwendung, die aus den affektiven Reaktionen der Patient:innen auf Kunstwerke lernte, welche Inhalte als emotional hilfreich erlebt wurden, also etwa als beruhigend, klärend oder aktivierend. In einer Vergleichsstudie mit Expert:innenempfehlungen zeigten sich die KI-generierten Vorschläge als mindestens gleichwertig in ihrer Fähigkeit, positive affektive Zustände zu fördern. Die Kombination aus algorithmischer Personalisierung und menschlicher Begleitung eröffnet damit neue Möglichkeiten für eine individualisierte kunsttherapeutische Unterstützung.

Auch im Bereich digitaler Therapieempfehlungen zeigt sich das Potenzial intelligenter Empfehlungssysteme: Eine Beobachtungsstudie aus dem Jahr 2025 entwickelte ein KI-gestütztes Empfehlungssystem auf Basis kausaler Inferenz (Varidel et al., 2025). In der Anwendung »Innowell Fitness« wurden individuelle Interventionsempfehlungen für psychische Gesundheit auf Grundlage der Ausgangssymptome, Nutzerpräferenzen und kausalen Wirkzusammenhänge berechnet. Das System konnte valide vorhersagen, welche Interventionsziele, etwa die Reduktion psychischer Belastung oder die Verbesserung sozialer Unterstützung, mit der höchsten Erfolgswahrscheinlichkeit verbunden waren. Die Ergebnisse zeigen exemplarisch, wie moderne KI-Systeme auf Basis von Kausalmodellen zu personalisierten und wirksamen Therapiepfaden beitragen können.

6.3 Übergreifend: Sprache, Mustererkennung und kontinuierliches Lernen

Neben prognostischer Zuweisung und adaptiver Steuerung spielen auch strukturübergreifende Personalisierungsmechanismen eine wichtige Rolle. Dazu zählen unter anderem die Analyse sprachlicher Merkmale, die Bildung digitaler Cluster und lernfähige Feedbackschleifen.

Emotionale Sprachverarbeitung: Natural Language Processing

Mit Verfahren des *Natural Language Processing (NLP)* können therapeutisch relevante Informationen, etwa emotionale Tonalität, Grübelmuster oder motivationales Vokabular, automatisch aus Sprache extrahiert werden (Atzil-Slonim et al., 2024; Warikoo et al., 2024; Rasool et al., 2025; Olson et al., 2024). Diese Informationen helfen dabei, psychotherapeutische Interventionen affektiv besser anzupassen, und ermöglichen eine datenbasierte, individuelle Personalisierung der Behandlung (Atzil-Slonim et al., 2024; Rasool, 2025). Besonders bei Patient:innen mit alexithymen Merkmalen, die Schwierigkeiten haben, ihre eigenen Emotionen differenziert wahrzunehmen oder verbal zu beschreiben, bietet NLP einen klaren Mehrwert gegenüber herkömmlichen Ansätzen (Sikström et al., 2024). Ähnliche Vorteile wurden auch bei Personen mit erhöhtem Psychoserisiko berichtet, da NLP in der Lage ist, subtile sprachliche Auffälligkeiten zu identifizieren, die Therapeut:innen im normalen Gespräch schwer erkennen können (Olson et al., 2024).

Auch in Bezug auf kulturelle und sprachliche Vielfalt verbessern sich die NLP-Methoden kontinuierlich. So demonstrierte eine französischsprachige digitale Plattform kürzlich, dass sich die Genauigkeit der Spracherkennung und -verarbeitung deutlich erhöht, wenn regionale Ausdrucksweisen und Dialekte explizit berücksichtigt werden (Jelassi et al., 2024). Solche Fortschritte bieten die Chance, kulturell heterogene Zielgruppen zukünftig gezielter digital therapeutisch anzusprechen.

Ein vielversprechender, wenngleich noch experimenteller Ansatz wurde jüngst in einem Konferenzbeitrag vorgestellt (Smodiš et al., 2025). Dabei geht es um die Modellierung psychotherapeutischer Prozesse auf Basis sprachlicher Merkmale und begleitender Fragebogendaten, um Therapeut:innen automatisierte und zugleich individualisierte Interventionsvorschläge zu liefern. Grundlage ist ein maschinelles Lernverfahren (Random Forest), das anhand synthetischer Tagebuchdaten trainiert wurde. Vor allem lexikalische Merkmale und die emotionale Bewertung erwiesen sich hier als aussagekräftige Indikatoren. Auch wenn sich die praktische Relevanz noch in der klinischen Anwendung zeigen muss, verdeutlicht das System bereits heute, wie NLP-basierte Prozessanalysen zukünftig für unterstützende Diagnostik- und Therapieentscheidungen eingesetzt werden könnten.

Cluster-basierte Therapiepfade (»Precision Pathways«): Von digitalen Mustern zu passgenauer Behandlung

Ein weiterer Ansatz auf dem Weg zu einer präziseren psychotherapeutischen Versorgung ist die Ableitung sogenannter *Therapiepfade auf Clusterbasis*. Anders als klassische Individualmodelle, die für jede:n Patient:in eine eigene Vorhersage treffen, setzen diese Verfahren auf die Bildung digitaler Phänotypen: Patient:innen werden anhand gemeinsamer Merkmalsmuster in Gruppen eingeordnet, etwa nach Symptomverlauf, Reaktionstyp, Beziehungsmustern oder emotional-kognitiven Profilen (Chen et al., 2022; Delgadillo & Lutz, 2020). Die so gebildeten Cluster ermöglichen eine strukturierte, datenbasierte Ableitung von Behandlungsstrategien, die innerhalb der jeweiligen Gruppe nachweislich besser funktionieren, etwa spezifische therapeutische Schwerpunkte, Interventionsabfolgen oder Intensitätsniveaus (Moggia et al., 2024; Zipfel et al., 2024). Statt also jede Entscheidung rein individuell zu treffen oder auf pauschale Manuale zurückzugreifen, entstehen präzise Steuerungsmuster auf Gruppenebene, die eine bessere Passung zwischen Patient:in und Intervention erlauben – evidenzbasiert, nachvollziehbar und skalierbar.

Erste groß angelegte Studien zeigen, dass solche digitalen Phänotypen reliabel erfassbar sind und mit klinisch relevanten Unterschieden im Therapieerfolg einhergehen. In einer populationsbasierten Studie mit über 10000 Teilnehmenden konnten Zhang und Kolleg:innen (2024) etwa zeigen, dass sich unterschiedliche Subtypen depressiver und ängstlicher Symptomatik datengetrieben rekonstruieren lassen, inklusive typischer Interaktions- und Veränderungsmuster im Behandlungsverlauf.

In der praktischen Anwendung bildet dieser Cluster-Ansatz die Grundlage für sog. »Precision Pathways«, also strukturierte, aber individuell zugeschnittene Behandlungspfade, die auf empirisch fundierten Subgruppenzuweisungen beruhen. Dabei fungiert KI nicht als Ersatz, sondern als intelligente Steuerungshilfe im therapeutischen Prozess, vergleichbar mit einem Navigationssystem, das verschiedene Routen vorschlägt, aber die Entscheidung letztlich der behandelnden Person überlässt.

Feedback-Loops und Longitudinales Lernen

Ein zunehmend zentraler, bislang aber wenig ausgeschöpfter Ansatz zur Personalisierung psychotherapeutischer Prozesse ist die Integration dynamischer *Feedback-Loops*, also Rückmeldeschleifen, durch die sich KI-Systeme über die Zeit gezielt an das Verhalten, die Präferenzen und den Therapieverlauf der Patient:innen anpassen. Im klinischen Kontext sprechen Fachleute hier von progress feedback, measurement-based care oder feedback-informed treatment (Connors et al., 2025; de Jong et al., 2025). Dabei geht es nicht nur um die Erhebung von Symptomen oder Zielerreichung, sondern um deren gezielte Rückspiegelung an Patient:innen und Therapeut:innen, um Behandlungsentscheidungen datenbasiert zu justieren. Solche Systeme verbessern nicht nur die Transparenz des Therapieprozesses, sondern zeigen in mehreren Studien auch signifikante Effekte auf Adhärenz, therapeutische Allianz und langfristige Wirksamkeit (de Jong et al., 2025).

Kombiniert man diese klinisch fundierten Feedbacksysteme mit adaptiven KI-Verfahren, ergeben sich neue Möglichkeiten für kontinuierlich lernende, individualisierte Therapiepfade. Besonders interessant sind auch hier Modelle, die auf RL basieren, also auf Verfahren, bei denen sich das System über Rückmeldungen zum Erfolg einzelner Interventionen fortlaufend optimiert. Ein aktuelles Beispiel liefert die DIAMANTE-Studie von Aguilera und Kolleg:innen (2024), in der RL-basierte Benachrichtigungen zur Verhaltensaktivierung bei depressiven Patient:innen mit Diabetes eingesetzt wurden. Das System passte Zeitpunkt und Inhalt der Interventionen laufend an die Nutzer:innen an und erzielte signifikant bessere Aktivitätsniveaus als nicht-personalisierte Kontrollbedingungen, ein Beleg für den klinischen Nutzen selbstlernender Feedbackmechanismen.

Eine weitere Dimension dynamischer Rückkopplung betrifft die wechselseitige Beeinflussung zwischen Mensch und Maschine. Wie Glickman und Sharot (2024) zeigen, können algorithmische Rückmeldungen nicht nur das Verhalten, sondern auch die emotionalen und sozialen Urteile von Nutzer:innen verändern, etwa durch Suggestionen im digitalen Feedback. Dies unterstreicht die Notwendigkeit, psychologische Nebeneffekte solcher Systeme systematisch zu berücksichtigen, gerade wenn KI nicht nur beobachtet, sondern auch formt.

Insgesamt zeigt sich: Feedback-Loops, ob aus expliziten Rückmeldungen, klinischem Fortschrittsmonitoring oder lernenden Modellen, sind mehr als technische Ergänzungen. Sie können das Fundament für eine KI-gestützte Psychotherapie bilden, die sich nicht nur an Diagnosen, sondern an menschlichem Verhalten orientiert.

6.4 Vorhersage von Therapieerfolgen

Seit Jahrzehnten versuchen Psychotherapeut:innen, den Erfolg einer Behandlung zu antizipieren, meist basierend auf klinischer Erfahrung, Diagnosen und unsystematischen Fallvergleichen. Doch die Treffsicherheit dieser Einschätzungen bleibt begrenzt. Möglicherweise kann KI an dieser Stelle Abhilfe schaffen und künftig mittels ausgefeilter Algorithmen verlässlichere Prognosen ermöglichen.

Chekroud und Kolleg:innen (2021) sprechen in diesem Zusammenhang von einem grundlegenden Shift in der Psychotherapieforschung: weg von kausalen Modellen mit wenigen Prädiktoren hin zu hochdimensionalen Vorhersagesystemen, die auch komplexe Interaktionen erfassen, sei es anhand von Routinedaten, Fragebögen oder digitalen Spuren wie App-Nutzung oder Smartphone-Metriken. Erste Studien zeigen, dass Machine-Learning-Modelle Therapie-Outcomes mit beachtlicher Genauigkeit prognostizieren können. So erreichte etwa ein sog. Gradient-Boosting-Modell bei 685 Patient:innen im ambulanten Setting eine balancierte Vorhersagegenauigkeit von 69 % für einen signifikanten Therapieerfolg (Taubitz et al., 2022). Auch Dropout-Risiken lassen sich modellieren: Giesemann und Kolleg:innen (2023) verglichen 20 verschiedene KI-Modelle darin, wie gut sie vorhersagen konnten, ob jemand eine Therapie abbricht – und zeigten, dass bestimmte statistische Verfahren (wie etwa eine gezielte Auswahl seltener Fälle) die Prognosequalität deutlich verbessern. Konkrete Risikomerkmale wie emotionale Dysregulation, Suizidalität oder geringes Bildungsniveau wurden in Studien mit spezifischen Patient:innengruppen, etwa mit komplexer PTBS infolge von Kindheitsmissbrauch, als relevante Prädiktoren für Therapieabbruch identifiziert (vgl. Bremer-Hoeve et al., 2023).

Besonders hervorzuheben ist die aktuelle Studie von Hentati Isacsson und Kolleg:innen (2024), die auf über 6600 Fällen internetbasierter kognitiver Verhaltenstherapie (KVT) zurückgreift: Bereits nach vier Therapiewochen konnten die Modelle mit über 78 % Genauigkeit vorhersagen, ob eine klinisch relevante Symptomverbesserung eintreten würde. Dabei zeigte sich, dass komplexe KI-Algorithmen keinen klaren Vorteil gegenüber klassischen statistischen Verfahren haben. Wichtig für gute Vorhersagen war vor allem, sorgfältig relevante Informationen auszuwählen und geschickt mit fehlenden Daten umzugehen. Die Forschenden betonen, dass ein überlegter und methodisch sorgfältiger Einsatz von KI nötig ist, um sie sinnvoll in der Praxis zu nutzen.

Auch für bislang vergleichsweise gering beforschte Verfahren im Hinblick auf quantitative und maschinelle Lernansätze wie die psychodynamische Therapie zeichnet sich ein erstes Umdenken ab. Eine systematische Übersichtsarbeit von Rollmann und Kolleg:innen (2023) hat vier Studien zusammengetragen, die maschinelles Lernen in der ambulanten psychodynamischen Psychotherapie einsetzen – drei davon wurden erst in den letzten Jahren publiziert. Im Fokus dieser Arbeiten steht vor allem die Prognose von Therapieverlauf und -abbruch, wobei verschiedene statistisch-lernende Verfahren getestet wurden. Die Befunde zeigen zwar noch keine breite Evidenzbasis, markieren aber einen wichtigen Aufbruch: KI erreicht zunehmend auch die psychodynamische Psychotherapieforschung und eröffnet neue Perspektiven. Gleichzeitig bleibt die klinische Integration herausfordernd, da viele Studien an fehlender externer Validierung, unklarer Modelltransparenz oder zu kleinen Fallzahlen leiden – Probleme, auf die auch Chekroud und Kolleg:innen (2021) hinweisen.

Trotz dieser Limitationen zeichnet sich ab: Wenn es gelingt, ethische, technische und praktische Hürden zu überwinden, könnten KI-gestützte Prognosen einen entscheidenden Beitrag leisten, nicht als Ersatz, sondern als Erweiterung der klinischen Urteilskraft. Für Psychotherapeut:innen bedeutet das: Erweiterung der klinischen Erfahrung durch dateninformierte Individualisierung.

6.5 Grenzen und Möglichkeiten

So vielversprechend KI-basierte personalisierte Ansätze in der Psychotherapie sind, ihr klinischer Einsatz steht vor erheblichen Herausforderungen. Denn zwischen technischer Machbarkeit und therapeutischer Alltagstauglichkeit klafft noch eine spürbare Lücke.

Viele Studien zu KI in der Psychotherapie bleiben auf retrospektive Analysen beschränkt. Externe Validierungen auf unabhängigen Datensätzen fehlen häufig, ebenso wie prospektive Studien mit randomisierten Designs. Damit bleiben zentrale Fragen offen: Funktionieren die Modelle auch jenseits der Trainingsdaten? Und: Sind sie robust genug für den klinischen Alltag?

KI ist nur so gut wie die Daten, auf denen sie basiert. Doch viele psychotherapeutische Routinedaten sind unvollständig, selektiv erhoben oder schwer vergleichbar. Zudem besteht die Gefahr algorithmischer Verzerrungen (Bias), etwa wenn bestimmte Bevölkerungsgruppen in Trainingsdaten unterrepräsentiert sind. Das kann zu systematischen Benachteiligungen führen, ein ethisches und klinisches Risiko.

Viele Verfahren des maschinellen Lernens, insbesondere komplexe neuronale Netzwerke, sind für Anwender:innen kaum nachvollziehbar. Diese »Black-Box«-Problematik (vgl. Kap. 1) erschwert nicht nur das Vertrauen in die Systeme, sondern auch deren verantwortungsvolle Anwendung in sensiblen klinischen Situationen. Interpretierbarkeit und Transparenz werden daher zunehmend als essenzielle Kriterien guter KI betrachtet (vgl. Kap. 13).

Selbst gut validierte KI-Systeme nutzen wenig, wenn sie nicht in die Versorgungsrealität integriert werden können. Technische Schnittstellen, Datenschutzfragen, Zuständigkeitsregeln und Akzeptanzbarrieren, all das sind Faktoren, die über die zukünftige Implementierung im Versorgungsalltag entscheiden. Auch hier sind systemische Ansätze notwendig: interdisziplinär, praxisnah und unter aktiver Einbindung von Therapeut:innen und Patient:innen.

Nicht zuletzt werfen KI-Systeme grundlegende Fragen auf: Wie verändert sich das therapeutische Setting, wenn Algorithmen Empfehlungen geben? Wer trägt Verantwortung für Fehlentscheidungen (vgl. Kap. 12)? Und wie lässt sich gewährleisten, dass die Beziehung zwischen

Patient:in und Therapeut:in nicht durch technologische Vermittlung verarmt, sondern im besten Fall gestärkt wird (vgl. Kap. 10)?

KI-gestützte Personalisierung eröffnet einen neuen Möglichkeitsraum für die Psychotherapie, mit Chancen für präzisere Prognosen, adaptivere Interventionen und niedrigschwellige Versorgungsangebote. Doch dieser Raum ist nicht voraussetzungslos. Methodische Sorgfalt, ethische Reflexion und klinische Integration sind zentrale Bedingungen, um aus technischen Innovationen echten therapeutischen Fortschritt zu machen.

KAPITEL 7

KI-unterstützte Virtual-Reality-Anwendungen und Serious Games

Die psychotherapeutische Behandlung psychischer Erkrankungen erfährt durch den Einzug moderner Technologien wie Virtual Reality (VR) und Serious Games (SG) in Verbindung mit KI einen tiefgreifenden Wandel. Die Kombination dieser innovativen Ansätze eröffnet neue Möglichkeiten: **Maschinelles Lernen** ermöglicht es, virtuelle oder auch Spielerlebnisse im Rahmen von therapeutischen Spielen individuell an die spezifischen Bedürfnisse und Reaktionen der Patient:innen anzupassen. Diese Anpassungsfähigkeit optimiert Therapiesitzungen im Laufe der Zeit und schafft eine reaktive virtuelle (Spiel-)Umgebung, die auf das individuelle psychologische Profil jedes Nutzenden zugeschnitten ist (Karthikeyan, 2024).

Folgende Taxonomie lässt sich für die psychotherapeutische Anwendung dieser Technologien und deren Verbindung miteinander unterscheiden:

VR und KI In dieser Kombination wird KI eingesetzt, um VR-gestützte Interventionen an die individuellen Bedürfnisse der Nutzenden anzupassen. Dabei kann es sich z. B. um maßgeschneiderte Expositionstherapien oder therapeutische Szenarien handeln, die durch KI kontinuierlich optimiert werden.

SG und KI Hierbei werden Spielinhalte durch KI unterstützt, um das therapeutische Ziel effektiver zu erreichen. Dies kann durch die adaptive Schwierigkeit des Spiels, personalisierte Feedbackschleifen oder dialogische Interaktionen (z. B. Chatbots) innerhalb des Spiels geschehen.

Hybridmodelle (SG und VR) und KI Diese Kombination integriert VR in SG und nutzt KI, um die Interaktivität und die therapeutische Wirksamkeit zu steigern. Hybride Ansätze bieten eine noch tiefere und reichhaltigere therapeutische Erfahrung, indem sie immersive Umgebungen mit gamifizierten Elementen verbinden, die durch KI weiter individualisiert und dynamisch gesteuert werden.

7.1 Grundlagen der Technologien

KI-basierte, VR-gestützte Psychotherapie gilt inzwischen als vielversprechende Intervention, besonders bei Angststörungen, Posttraumatischer Belastungsstörung (PTBS) und depressiven Erkrankungen. KI-Anwendungen in therapeutischen SG werden als Ergänzungen erforscht und zeigen großes Potenzial, z. B. bei der Behandlung von Autismus-Spektrum-Störungen (ASD) und ADHS. Hybride Modelle zeigen erste Wirksamkeit bei Angststörungen, neuroentwicklungsbedingten Störungen (z. B. ADHS, Autismus) sowie kognitiven Beeinträchtigungen (Mitsea et al., 2025). Im Folgenden werden Grundlagen, Einsatzfelder, Vorteile und Grenzen sowie Herausforderungen dieser Technologien dargestellt.

Virtual Reality (VR) ermöglicht das Erschaffen computergenerierter, immersiver Umgebungen, in denen Patient:innen in simulierte Situationen eintauchen können (Difede et al., 2022). Im Gegensatz zu traditionellen Therapieformen, die auf In-vivo- oder In-sensu-Konfrontation basieren, bietet VR als Mittelweg zwischen diesen beiden klassischen Expositionsverfahren (VRET: Virtual Reality Exposure Therapy) multisensorische Erfahrungen, die visuelle, auditive und teilweise haptische Reize umfassen. Dies verstärkt das emotionale Erleben und fördert die aktive Auseinandersetzung mit angstauslösenden oder traumatischen Situationen.

Dass Menschen virtuelle Umgebungen als real erleben und diese somit therapeutisch nutzbar sind, bedingt zwei Voraussetzungen, die unter den Begriffen »Immersion« und »Präsenz« gefasst werden. *Immersion* beschreibt die objektiven Merkmale der Medienumgebung, z. B. die visuelle, auditive und taktile Darstellung der virtuellen Umgebung in Dreidimensionalität sowie die synchrone Interaktivität mit dem computergenerierten Modell mithilfe von Gestik, Mimik, Sprache oder Körperposition.

Das *Präsenzerleben* hingegen beschreibt das damit einhergehende subjektive Gefühl, dass man sich selbst in der virtuellen Umgebung befindet und diese Umgebung real ist. Merkmale sind ein Gefühl, sich selbst »dort« zu befinden, das Ausblenden von Reizen aus der realen Welt und unwillkürliche Körperbewegungen, die objektiv keinen Sinn ergeben. Ein Beispiel wäre das »In-die-Knie-Gehen«, um sich bei der Überquerung einer virtuellen Brücke über einem virtuellen Abgrund am realen Fußboden abzusichern.

Serious Games (SG) sind Spiele, die nicht primär der Unterhaltung, sondern der Bildung, dem Training, der Gesundheit oder der Therapie dienen. Sie sollen Menschen dabei helfen, praktische Konzepte durch Training zu erlernen (Michael & Chen, 2006). Clark C. Abt verwendete den Begriff erstmals in den 1970er-Jahren in seinem gleichnamigen Buch »Serious Games«. Zu Beginn basierten SG auf Karten- und Brettspielen, wohingegen sie heutzutage hauptsächlich für digitale Plattformen wie Computer oder mobile Endgeräte entwickelt werden (Din et al., 2023). Die Entwicklung adaptiver Spieldesigns mit direkter Interaktion zwischen KI und Spielen wirkt vielversprechend und scheint die nächste Revolution im (Serious-)Gaming-Bereich zu sein (Mitsea et al., 2025; Tolks et al., 2024). Sie nutzen ähnliche spielmechanische Elemente wie Belohnungssysteme, Levelstrukturen oder immersive Narrationen, ordnen diese aber einem klaren therapeutischen oder edukativen Ziel unter.

Die drei am häufigsten verwendeten Spielmechaniken und Designelemente, die in SG für den Gesundheitsbereich eingesetzt werden, um Engagement, Motivation und Beteiligung zu fördern, sind:

- **Punkte, Abzeichen** und **Ranglisten** dienen dazu, Feedback zum Fortschritt zu geben und ein Gefühl von Wettbewerb und Erfolg zu erzeugen.
- **Quests** und **Herausforderungen** erzeugen ein Gefühl von Sinnhaftigkeit und verleihen der Spielerfahrung Struktur.
- **Storytelling** und **Erzählungen** dienen dazu, ein Gefühl der Immersion zu erzeugen und den Handlungen des Spielers einen Kontext und eine Bedeutung zu geben (Damaševičius et al., 2023).

In den letzten Jahren stieg die Akzeptanz von SG bei Psychotherapeut:innen und Patient:innen deutlich an, wodurch sich auch ihre Nutzung im psychotherapeutischen Kontext erhöht hat (Huss & Eichenberg, 2023; Lau et al., 2017). Sie kombinieren narrativen Spielspaß mit psychotherapeutischen Interventionen, wie z.B. Psychoedukation, Exposition, kognitiver Umstrukturierung oder Emotionsmanagement. SG erweitern die therapeutischen Handlungsmöglichkeiten, sind als eigenständige Intervention oder als Ergänzung zu einer Psychotherapie wirksam und sprechen Patient:innen unabhängig von Alter und Geschlecht an (Eichenberg & Schott, 2017). Zudem empfinden einige Patient:innen SG als angenehmer und akzeptabler als eine klassische Psychotherapie (Horne-Moyer et al., 2014).

Befunde aus der Serious-Gaming-Forschung haben gezeigt, dass SG vollständig immersiv und interaktiv gestaltet sein sollten, sodass die Spieler:innen das Spielerlebnis als real wahrnehmen. Das ermöglicht die gezielte Filterung irrelevanter Reize und die Lenkung der Aufmerksamkeit auf relevante Stimuli, was die effiziente Allokation von Aufmerksamkeitsressourcen unterstützt und zudem die Nutzererfahrung verbessert (Checa & Bustillo, 2020; Drigas et al., 2022). Entsprechend rücken immersive Technologien wie VR, Augmented Reality und Mixed Reality zunehmend in den Fokus (Y. Huang, 2024). Erste Forschungsergebnisse zu der Kombination von SG und VR verdeutlichen ihr transformatives Potenzial im Bereich der Therapie und eine hohe Nutzerzufriedenheit (A. Abd-alrazaq et al., 2022; Lambe et al., 2020). Der Mehrwert der Integration von VR in SG liegt in der Steigerung von Interaktivität, multisensorischer Stimulation und Immersion, wodurch Trainingserfahrungen intensiver und Interventionen zur Förderung der psychischen Gesundheit wirksamer werden (Checa & Bustillo, 2020; Mitsea et al., 2025).

7.2 Anwendungsfelder und therapeutische Ansätze

VR-Anwendungen und SG werden in verschiedenen Feldern angewendet und beruhen auf unterschiedlichen therapeutischen Ansätzen.

Die psychologische Grundlagenforschung hat in den vergangenen

Jahren wesentlich zum Verständnis des Präsenzerlebens in virtuellen Umgebungen beigetragen. Mittlerweile konnte eine Vielzahl unterschiedlicher Forschungsansätze zeigen, dass virtuelle Umgebungen sehr gut in der Lage sind, bei den Nutzenden Sinneserfahrungen, Emotionen und Interaktionen zu evozieren, die sich nicht von realen Erlebnissen unterscheiden lassen (Barbe et al., 2020).

Die Klinische Psychologie und Psychotherapieforschung hat inzwischen für eine Reihe von Störungsbildern den Einsatz von VR untersucht. Während vor allem unter verhaltenstherapeutischer Perspektive die Wirksamkeit erforscht wurde, liegen inzwischen auch dezidiert psychoanalytische Betrachtungen vor, d.h., VR wird nicht nur als kognitiv-verhaltenstherapeutisches Mittel betrachtet, sondern auch als unterstützendes Instrument für psychodynamische Prozesse. So kann der virtuelle Raum z.B. als Übergangsobjekt dienen, ähnlich Winnicotts Konzept: eine vermittelnde Instanz zwischen innerer Fantasie und äußerer Realität (Wiederhold et al., 2010). Zudem können Regression, Widerstand und Übertragung durch die immersive VR-Erfahrung durchaus getriggert und damit bearbeitet werden.

Besonders erfolgreich wird VR-gestützte Expositionstherapie (VRET) bei *Angststörungen* eingesetzt (vgl. auch Hawajri et al., 2023). Eine Meta-Analyse mit 30 Studien (spezifische Phobien: 14 Studien, soziale Phobie: 8 Studien, PTBS: 3 Studien, Panikstörung: 3 Studien) und 1057 Proband:innen (Carl et al., 2019) belegt eine mittlere bis große Effektgröße für herkömmliche VRET im Vergleich zu psychologischen Placebobedingungen ($g = 0{,}78$). Im Vergleich von VR und In-vivo-Bedingungen konnten keine signifikant unterschiedlichen Effektstärken ($g = 0{,}07$) gefunden werden. Vergleichsweise neu in der VR-Forschung ist die Berücksichtigung von negativen Behandlungseffekten, denen sich z.B. Fernández-Álvarez et al. (2019) widmeten. Sie zeigten, dass die Verschlechterungsraten bei VRET und traditionellen Behandlungen gleich hoch sind, vielleicht weil der virtuelle Stimulus nicht passgenau für den Patienten ist, überfordert und daher nicht die Bereitschaft erhöht, sich überhaupt mit angstbesetzten Reizen auseinanderzusetzen, was man sich eigentlich von VRET erhofft. Hier kann Unterstützung mit KI Vorteile bringen (s. Abschn. 7.3).

Der Einsatz von KI-Techniken bietet großes Potenzial, nicht nur zur

Optimierung von Behandlungsstrategien, sondern auch dazu, Patient:innen wissensbasierte Vorhersagen über den Behandlungserfolg bereitzustellen (Åhs et al., 2020). Die Idee ist, erklärbare KI (XAI) zur Verbesserung der Behandlung von Redeangst in VR-Umgebungen einzusetzen. XAI bezeichnet KI-Systeme, die transparent sind und Nutzenden Erklärungen über ihre interne Logik und Vorhersagen geben. XAI könnte dazu genutzt werden vorherzusagen, welche Personen am wahrscheinlichsten von VRET bei Redeangst profitieren. Das Verstehen von Reaktionsmustern könnte biologische oder psychologische Ursachen für unterschiedliche Behandlungserfolge offenlegen und zudem Einblick geben, wie Patient:innen Informationen aus KI-Algorithmen im Vergleich zu solchen von menschlichen Psycholog:innen wahrnehmen und darauf reagieren (ebd.).

Während VRET vorrangig auf die Konfrontation mit angstauslösenden Reizen fokussiert, integrieren SG spielerische Mechaniken wie Punktesysteme, narratives oder adaptives Feedback, um Lern- und Veränderungsprozesse zu intensivieren. Die Studienlage legt nahe, dass SG wirksam sind, um störungsbezogene Symptome (moderat) zu reduzieren ($g = .55$ (95 % KI [.28;.83], $p < .001$) und Verhaltensveränderungen zu bewirken, so z. B. bei Depressionen, PTBS, Autismus-Spektrum-Störungen (ASD), Aufmerksamkeitsdefizit-Hyperaktivitätsstörungen (ADHS), kognitiven Funktionen und Alkoholabhängigkeit (Lau et al., 2017).

Erste psychotherapeutische SG nutzen bereits KI, allerdings ist dieser Bereich noch im Entstehen, und viele Anwendungen befinden sich in der Pilotphase (de Masi et al., 2025). So setzt das SG Empowered Brain bei der Behandlung von Schulkindern mit ASD und komorbiden ADHS-Symptomen KI ein, um Video-, Audio-, Affekt- und Verhaltensdaten zu erfassen und auszuwerten. Abhängig von der erbrachten Leistung erhalten die Nutzenden In-Game-Belohnungen (Keshav et al., 2019).

Tolks et al. (2024) veröffentlichten eine Übersichtsarbeit zum Zusammenhang zwischen KI und spielbasierten Ansätzen im Gesundheitswesen. Von den 16 inkludierten Studien verwendeten 12 (75 %) maschinelles Lernen als KI-Technologie. Zwei (13%) der Studien verwendeten Deep Learning. Die übrigen zwei Studien machten keine Angaben zu der verwendeten KI-Technologie. Eine direkte Interaktion zwischen den Technologien fand jedoch nur bei drei (19 %) der 16 Studien statt. Die Forschenden berichten, dass bei Patient:innen und gesunden Personen eine hohe Benutzerfreundlichkeit, Motivation und Zufriedenheit festgestellt wurde. Diese Ergebnisse verdeutlicht das Potenzial von KI-Technologien im Bereich der SG und die Bereitschaft der Patient:innen, diese zu nutzen.

Eine Meta-Analyse von Mitsea et al. (2025) mit 49 experimentellen Studien (25 RCTs, 24 nicht-randomisierte Studien oder quasi-experimentelle Studien) untersuchte den Einsatz von KI in SG. Die Analyse zeigt, dass die Integration von KI-Technologien in SG vielversprechende Effekte erzielt. Durch Methoden wie NLP, Spielermodellierung, verstärktes Lernen, GPT-basierte Modelle, Datenanalyse- und -bewertung lassen sich realistischere, adaptivere, personalisierte und interaktive Trainingsumgebungen schaffen. Vor diesem Hintergrund wird KI zunehmend als assistive Technologie im Bereich der SG anerkannt.

7.3 Potenzial von KI-Funktionen in VR-Anwendungen und Serious Games

KI-Anwendungen ergänzen VRET und SG, indem sie große Datenmengen analysieren und daraus Muster erkennen, die zur Anpassung und Optimierung des Therapieverlaufs genutzt werden. Zentral ist hier eine datenbasierte Personalisierung und Echtzeit-Adaption therapeutischer Szenarien, die therapeutische Wirksamkeit und Nutzerbindung steigern kann.

Personalisierung und Echtzeit-Adaption Die Integration von KI in SG und VRET ermöglicht eine weitergehende Individualisierung, indem Spielinhalte oder Expositionsszenarien in Echtzeit an die spezifischen Bedürfnisse der Nutzer angepasst werden. KI-Systeme können dabei kontinuierlich physiologische Parameter wie Herzfrequenz oder Hautleitwert in Echtzeit auswerten, um Stress- und Angstlevel zu bestimmen. Dies erlaubt eine dynamische Anpassung der virtuellen Szenarien an den momentanen Zustand des Patienten und ermöglicht eine personalisierte Therapie (P. Wang et al., 2024).

Beispiel
Die Notwendigkeit, eine Spinne zu erzeugen, die eine gewünschte Angstreaktion auslöst, ergibt sich im Kontext der personalisierten VRET, einem Behandlungsansatz bei Arachnophobie. Diese Therapie beinhaltet, dass Patient:innen virtuelle Spinnen beobachten, um sich zu desensibilisieren und ihre Phobie zu reduzieren. Dafür ist es erforderlich, dass die Spinnen gezielte Angstreaktionen hervorrufen. VRET-Ansätze erfordern jedoch in der Regel, dass Therapeut:innen die jeweils passende Spinne für jeden Patienten manuell auswählen – ein zeitaufwändiger Prozess, der sowohl technisches Wissen als auch ein tiefes Verständnis der Patient:innen erfordert (vgl. Mahmoudi-Nejad et al., 2024).
Der Einsatz KI-gestützter VRET bietet hier entscheidende Vorteile: KI kann kontinuierlich physiologische Stressreaktionen überwachen und die virtuellen Reize dynamisch anpassen, um Über- oder Unterforderung zu vermeiden. So können etwa der Schwierigkeitsgrad oder die Umgebung an das aktuelle Angstniveau der Patient:innen angepasst werden (vgl. Wang et al., 2024).

Gerade beim Einsatz bei Patient:innen mit *Posttraumatischer Belastungsstörung* ist der Nutzen von KI von besonders hoher Relevanz, da KI-gesteuerte Systeme Überforderungszeichen erkennen und Szenarien entsprechend modifizieren können. Denn insgesamt geht die VRET bei Traumafolgestörungen mit besonderen Risiken einher, so z. B. Neutraumatisierungen, wenn der Stimulus den eigenen traumatischen Erfahrungen nicht passgenau entspricht, oder auch Retraumatisierungen bei fehlender Stabilisierung vor der Konfrontation (ausführlich: Eichenberg & Huss, 2023; Eichenberg & Wolters, 2012). Erste Befunde zu einer auf KI basierender Augmented-Reality-Technologie zeigen, die an Einsatzkräften mit PTBS getestet wurden, dass diese die Exposition in realistischen Szenarien innerhalb der tatsächlichen Lebensumwelt der Patient:innen ermöglicht und so Kontextgeneralisation und funktionale Verbesserungen fördert. Zudem weist die Technologie eine hohe Benutzerfreundlichkeit auf und Teilnehmende berichten ein gesteigertes Selbstvertrauen im Umgang mit realen Situationen (Javanbakht et al., 2024). Das System umfasst holografische 3D-Menschen, präzises Mapping von Oberflächen, kabellose Mobilität und Telemedizin-Funktionen. Die Software erlaubt die Erstellung individueller Expositionsszenarien und verwandelt reale Räume z. B. in einen Supermarkt oder eine Hausparty mit vielfältigen, KI-gesteuerten sozialen Interaktionen, die an individuelle Bedürfnisse angepasst werden können.

Ziel des Einsatzes von VRET bei depressiven Störungen ist es, Vermeidungsverhalten zu überwinden, kognitive Verzerrungen zu bearbeiten und den Zugang zu positiven Emotionen zu erleichtern (für verschiedenen Szenarien zur Diagnostik und Behandlung von Depression s. Waqas et al., 2024). KI kann auch hierbei die Entwicklung individualisierter Programme ermöglichen, indem sie physiologische und behaviorale Daten (z. B. Herzfrequenz, Hautleitwert, Mimik oder Sprachmuster) in Echtzeit analysiert, emotionale Zustände erkennt und – darauf basierend – die virtuellen Reize anpasst. So ließen sich etwa positive Szenarien gezielt intensivieren, wenn Anzeichen von Antriebslosigkeit detektiert werden, oder kognitive Verzerrungen über dialogbasierte KI-Avatare therapeutisch aufgreifen (vgl. Eichenberg et al., 2023).

Klassische SG sind häufig statisch und bergen, wie die VRET, das Risiko einer Unter- oder Überforderung der Nutzenden. Szenarien und Schwierigkeitsgrade ändern sich nur nach vordefinierten Regeln. Durch die Integration von KI-Anwendungen können physiologische und behaviorale Parametern kontinuierlich ausgewertet werden um Spielablauf, Inhalte (z. B. Missionen und Aufgaben) sowie Schwierigkeitsgrad in Echtzeit an individuelles Verhalten, Präferenzen und den emotionalen Zustand der Nutzenden anzupassen. Dies ermöglicht ein maßgeschneidertes therapeutisches Erlebnis, vermeidet Über- und Unterforderung, steigert Engagement und Motivation, fördert die Einhaltung von Behandlungsprotokollen und verbessert die therapeutischen Ergebnisse (Brisson et al., 2021; Damaševičius et al., 2023; Halkiopoulos & Gkintoni, 2025; P. Wang et al., 2024).

Beispiel
Ein SG zur Behandlung von Angststörungen erfasst kontinuierlich die Herzfrequenz. Die Spieler:innen bewegen sich in einer virtuellen Umgebung und steuern das Spielgeschehen über ihre Herzfrequenzvariabilität. Gelingt es ihnen, ihre Atmung und Erregung zu regulieren, schreitet das Spiel positiv fort. Werden Stressspitzen erkannt, kann die KI den Schwierigkeitsgrad senken oder alternative Szenarien anbieten, um eine Überforderung des Spielenden zu vermeiden. Umgekehrt wird bei Unterforderung das Level zunehmend herausfordernder gestaltet.

Echtzeit-Feedback Echtzeit-Feedback an Therapeut:innen und Patient:innen verbessert die Selbstregulation und ermöglicht eine feinere Steuerung des Prozesses. In SG integriert, kann KI die Feedbackmechanismen optimieren, indem sie das Spielverhalten kontinuierlich überwacht, analysiert und bewertet und – basierend darauf – personalisiertes Echtzeit-Feedback geben kann und Trainingsinhalte gezielt auf spezifische Übungsbereiche ausrichtet (Westera et al., 2020). Dieses Feedback liefert den Spieler:innen Einblicke in ihre Fortschritte, steigert die Motivation und kann die klinische Entscheidungsfindung unterstützen. Weiter können KI-Anwendungen Echtzeitdaten aus dem Spielverhalten erfassen und analysieren, sodass Behandelnde Therapieziele überwachen, Behandlungsverläufe verfolgen und Interventionen bei Bedarf anpassen können (Tao et al., 2025). Zudem steigert der Einsatz von KI-basierter VRET die Zugänglichkeit von Therapie, da Behandlungen auch außerhalb der Praxisräume, etwa zu Hause und sogar – bei enger Indikationsstellung – in Selbstanwendung möglich sind (Graham et al., 2025)

Verbesserte Dialog- und Interaktionssysteme KI-gestützte, gamifizierte Chatbots als Ergänzung für SG scheinen ebenfalls zukunftsträchtig. Interventionen die generative KI in Spielmechaniken z.B. Chatbots (Frutos-Pascual & Zapirain, 2017) integrieren, führen zu deutlichen Steigerungen von Engagement und therapeutischen Effekten, was primär auf die erhöhte emotionale Bindung und Motivation beim Spielen zurückgeführt wird (Vindigni, 2023). Während konventionelle

Chatbots in SG vorab festgelegte (regelbasierte) Antworten geben, ermöglicht die Integration von natürlicher Sprachverarbeitung (Natural Language Processing, NLP) zudem die Generierung menschenähnlicheren, dynamischeren und kontextadaptive Dialoge zwischen Spieler:innen und virtuellen Charakteren (Brisson et al., 2021; Limone et al., 2022). Eine Machbarkeitsstudie von de Masi et al. (2025) weist auf das Potenzial KI-basierter Chatbots in zur Verbesserung der Dialoge in SG bei der Behandlung und Prävention von Anorexia nervosa hin.

7.4 Grenzen und Möglichkeiten

VRET und psychotherapeutische SG teilen eine Reihe grundlegender Herausforderungen und Grenzen. Trotz positiver Nachweise hinsichtlich Sicherheit, Benutzerfreundlichkeit und Akzeptanz fehlen Nachweise für die Langzeiteffektivität von KI-gestützten SG und VRET (Damianova & Berrezueta-Guzman, 2025; Graham et al., 2025).

Während die Wirksamkeit konventioneller SG und VRET in der Literatur als gesichert gilt (Carl et al., 2019; Y. Huang, 2024), befindet sich die Integration von KI-Anwendungen noch in einem frühen Entwicklungsstadium (Mitsea et al., 2025). Derzeit existiert nur eine begrenzte Studienlage zu der Wirksamkeit von KI-basierten psychotherapeutischen SG, die auf nicht-randomisierte Pilotstudien mit kleinen Stichprobenumfängen beschränkt ist (A. Abd-alrazaq et al., 2022; Tolks et al., 2024). KI gestützte VRET sind bislang ebenfalls als Pilotprojekte auf Angststörungen begrenzt und Studien zu Langzeitwirksamkeit fehlen. Eine Alternative stellt die Kombination mit KI-basierten Chatbots oder virtuellen Therapeuten dar, d.h., Patient:innen erhalten flexible Rückmeldung, Anleitung und Unterstützung in Echtzeit. Folglich ist ein dringender Bedarf an umfangreicheren, vielfältigeren und robusteren Studien erforderlich, um die Effizienz von SG und VRET mit und ohne KI-Basierung zu vergleichen und bei verschiedenen Bevölkerungsgruppen mit unterschiedlichen Störungsbildern zu untersuchen.

Neben den Forschungsdefiziten stellen technische und methodische Herausforderungen ein weiteres relevantes Hemmnis für beide Felder dar. Die Integration von KI in die VRET erfordert umfangreiche Datensammlungen, eine Verfeinerung der Algorithmen sowie der Sensoren in die VR-Anwendungen. Die Integration von KI-Technologien in psychotherapeutische SG erfordert vergleichbare Datengrundlagen, Validierungsprozeduren und Sensortechnik, um adaptive Spielmechaniken valide und sicher umzusetzen. Als weitere relevante Hürden werden eine eingeschränkte Genauigkeit bei der Erkennung und Interpretation von Emotionen oder Schwierigkeiten bei der dynamischen Anpassung an individuelle Bedürfnisse genannt (Mitsea et al., 2025). Zudem müssen einheitliche technische Standards geschaffen werden, um die breite Umsetzung in der klinischen Praxis zu fördern (P. Wang et al., 2024), was eine interdisziplinäre Zusammenarbeit von Psycholog:innen, Informatiker:innen und Designer:innen erfordert (Brisson et al., 2021).

Auch auf der Ebene der praktischen Implementierung bestehen deutliche Barrieren, die sich gleichermaßen auf VRET und SG auswirken. VR-Anwendungen werden in der psychotherapeutischen Praxis selten eingesetzt, auch wenn ihr Nutzen belegt und auch in den aktuellen S3-Leitlinien zu Angststörungen empfohlen werden, so z. B. als adjuvante Therapie bei Sozialer Phobie (https://register.awmf.org). Als Hürden werden Vorbehalte von Therapeut:innen, deren mangelhafte Ausbildung und praktische Barrieren wie Zeitaufwand oder fehlendes Equipment bei der Implementierung diskutiert (Wray et al., 2023). Patient:innen stehen VR-Systemen offen gegenüber (Levy et al., 2023), allerdings fehlen Studien, die sich konkret mit den adaptiven Anwendungen beschäftigen.

Darüber hinaus sind algorithmische Risiken, mangelnde Transparenz und ethisch-rechtliche Fragestellungen zentrale Herausforderungen. KI-Systeme bergen das Risiko algorithmischer Verzerrungen (Bias), die aus unausgewogenen oder fehlerhaften Trainingsdatensätzen resultieren können. Solche Verzerrungen können zu ungerechten oder diskriminierenden Spielerlebnissen führen und die therapeutische Wirksamkeit mindern (Mitsea et al., 2025). Gleichzeitig wünschen sich viele Transparenz darüber, wie die KI Entscheidungen trifft (Kühne et al., 2025), was mit dem Konzept der Explainable AI (XAI) zusammenhängt. Für den Bereich psychischer Störungen ist dies jedoch bisher wenig untersucht, insbesondere im Zusammenhang mit KI-basierter VRET.

KAPITEL 8

Praktische Umsetzung für KI in der Psychotherapieausbildung

Auch die Psychotherapieausbildung steht vor potenziell tiefgreifenden und disruptiven Veränderungen durch den KI-Einsatz. In den vorherigen Kapiteln lag der Fokus auf dem Einsatz von KI in Diagnostik und Therapie, im nachfolgenden Kapitel 9 wird die Forschung behandelt, hier jedoch steht die Anwendung von KI in der Psychotherapieausbildung im Mittelpunkt. Im Zentrum steht die Frage, ob und, wenn ja, wie angehende Psychotherapeut:innen mithilfe von KI-Technologien wirksamer, individualisierter und qualitativ hochwertiger ausgebildet werden können.

Das bisherige Ausbildungsmodell folgt im Kern einer seit Jahrzehnten etablierten Struktur: Supervision durch erfahrene Therapeut:innen, »Learning by doing« mit realen Patient:innen und überwiegend subjektive Bewertungen therapeutischer Kompetenzen. KI eröffnet in diesem Kontext neue Möglichkeiten, etwa für geschützte, risikofreie Lernumgebungen, für objektive und standardisierte Kompetenzmessungen sowie für personalisierte Lernpfade, die sich dynamisch an den Fortschritt der Lernenden anpassen. Entscheidend ist dabei, dass die technologiegestützte Ausbildung die zentralen zwischenmenschlichen Aspekte der therapeutischen Beziehung nicht ersetzt, sondern unterstützt. Erste empirische Anwendungen zeigen, dass KI-gestützte Ansätze die Ausbildung nicht nur effizienter, sondern auch qualitativ hochwertiger gestalten können (Chaszczewicz et al., 2024; Jeong et al., 2025; Ping, 2024).

8.1 Aktuelle Anwendungen in der Psychotherapieausbildung

VR gewinnt in der Ausbildung von Psychotherapeut:innen zunehmend an Bedeutung, da sie immersive, zugleich kontrollierte und wiederholbare Umgebungen bereitstellt, Eigenschaften, die in klinischen Kontexten gut dokumentiert sind (Maples-Keller et al., 2017; Kim & Kim, 2020; vgl. auch Kap. 7). Bisher finden sich VR-Systeme für die Psychotherapieausbildung jedoch noch überwiegend in Forschungskontexten; kommerzielle Angebote sind selten. Während VR bislang primär in Behandlung und Diagnostik psychischer Störungen eingesetzt wurde, lassen sich die Konzepte aber plausibel auf Ausbildungsszenarien übertragen. Hier ermöglichen sie das sichere Einüben seltener oder emotional belastender Interaktionen, etwa in Krisenintervention, Deeskalation oder empathieorientierter Gesprächsführung, sowie ein strukturiertes Debriefing im Anschluss.

Empirische Studien belegen, dass VR-Simulationen Kommunikations- und Entscheidungsfähigkeiten fördern, Selbstwirksamkeit steigern, die Vorbereitung auf die Praxis verbessern und teilweise kosteneffizienter als konventionelle Simulationen sind (Helle et al., 2023; Kiegaldie et al., 2023). Für den Bereich psychische Gesundheit argumentieren Riches und Kolleg:innen (2022), dass VR-Trainings Empathie und subjektives Verständnis fördern und so zur Reduktion konflikthafter Eskalation auch im Sinne restriktiver Maßnahmen im psychiatrischen Setting beitragen können. Ein aktuelles systematisches Review bestätigt Wissens- und Kompetenzgewinne durch VR-Trainings im Mental-Health-Bereich, weist jedoch auf den Bedarf robusterer Studiendesigns hin (Steen et al., 2024).

Neuere Entwicklungen integrieren KI-Funktionalitäten. So hat VRpatients im April 2025 mit *PhysioLogicAI™* eine Plattform vorgestellt, die über eine No-Code-Schnittstelle (ohne Programmierkenntnisse erstellbar) adaptive Patient:innensimulationen mit kontextsensitiven Dialogen und KI-basiertem Feedback ermöglicht (VRpatients, 2025). Aktuell vorwiegend in klinischen und pflegerischen Trainings eingesetzt, lässt sich die Technologie prinzipiell auch auf psychotherapeutische Ausbildungsszenarien wie Krisenintervention oder Empathietraining übertragen; wissenschaftliche Evaluationen hierzu stehen noch aus.

Parallel entstehen zunehmend spezialisierte Systeme für den psychotherapeutischen Bereich. *PsyTechVR* wird in Hochschulen und Ausbildungseinrichtungen eingesetzt, um Studierenden praxisnahes Training durch immersive Expositionserfahrungen zu ermöglichen (PsyTechVR, 2025). Neben dem sicheren Erproben therapeutischer Techniken unterstützt das System den Aufbau klinischer Empathie, indem es die Perspektive von Patient:innen mit PTBS, Phobien, Zwangs- oder Angststörungen erlebbar macht, und fördert so diagnostische wie therapeutische Entscheidungskompetenzen.

Weitere Beispiele sind *PATIENT-Ψ*, ein auf großen Sprachmodellen (LLMs) basierendes System zur Simulation realistischer Patient:inneninteraktionen in der kognitiven Verhaltenstherapie. Es nutzt kognitive Patient:innenmodelle nach KVT-Prinzipien und wird in einer interaktiven Trainingsumgebung eingesetzt, um das Formulieren kognitiver Modelle zu üben. In einer ersten Evaluation mit 13 angehenden und 20 erfahrenen Fachkräften führte das Training im Vergleich zu traditionellen Lernmethoden wie Lehrbüchern, Videos oder Rollenspiel mit Nicht-Patient:innen zu höherer wahrgenommener Kompetenz und größerem Selbstvertrauen (Wang et al., 2024).

Ebenfalls in der Erprobung ist *Scaffolding Empathy*, eine LLM-gestützte Plattform für das Training in Motivational Interviewing. Sie bietet ein Turn-by-turn-Feedback (Schritt-für-Schritt-Rückmeldungen) und Visualisierungen der Gesprächsqualität auf Ebene einzelner Gesprächseinheiten. In einer ersten Studie mit professionellen und angehenden Berater:innen wurde das System als hochgradig nutzbar bewertet; die Autor:innen betonen die besondere Relevanz empathischer Gesprächsführung in diesem Kontext (Steenstra et al., 2025).

Schließlich zeigen experimentelle Befunde, dass KI-gestütztes Rollenspieltraining mit ChatGPT die Selbstwirksamkeit angehender Berater:innen signifikant steigern und die Angst vor schwierigen Gesprächen verringern kann. In einer dreisitzigen Studie war der Rückgang der Gesprächsangst besonders deutlich zwischen der ersten und zweiten Sitzung; die Selbstwirksamkeit stieg in allen Gruppen, jedoch stärker in einer Selbst-Review-Bedingung als in einer KI-Feedback-Bedingung (Jeong et al., 2025).

8.2 Virtuelle Therapeut:innen-Trainings: Lernen durch KI-Supervision

Neuere Entwicklungen gehen deutlich über reine Gesprächssimulationen hinaus: KI-gestützte Systeme analysieren therapeutische Interaktionen, geben strukturiertes, adaptives Feedback und fördern gezielt zentrale Kompetenzen wie Empathie und Gesprächsführung. In einer italienischen Studie wurde ChatGPT-4 als klinischer Supervisor von Psychotherapie-Trainees in den Bereichen Empathie, Unterstützung und berufliche Orientierung teilweise besser bewertet als menschliche Supervisor:innen (Cioffi et al., 2025). Das LLM-basierte Trainingssystem *CARE* verbesserte in einer randomisierten Studie mit angehenden Berater:innen nur dann relevante Kompetenzen, wenn zur Simulation auch KI-Feedback gegeben wurde; reine Simulation ohne Feedback führte zu keiner Verbesserung (Louie et al., 2025).

Das multimodale Assistenzsystem *PsyCounAssist* kombiniert Emotionserkennung mit LLM-gestützter Analyse, um in Echtzeit emotionale Zustände zu erfassen, strukturierte Sitzungsberichte zu generieren und personalisierte Lernimpulse zu geben (Liu et al., 2025). Mit *Ψ-Arena* wurde ein Bewertungsframework entwickelt, das Beratungsszenarien aus der Perspektive von Klient:in, Therapeut:in und Supervisor:in bewertet. In der KI-gestützten Beratungsausbildung konnten damit Leistungszuwächse von bis zu 141% erzielt werden (Zhu et al., 2025). Diese Systeme markieren den Übergang zu evidenzbasierten, kompetenzorientierten Ausbildungsumgebungen, in denen KI nicht nur simuliert, sondern aktiv zur Qualitätsentwicklung beiträgt.

Wie Thesen und Kolleg:innen (2025) zeigen, lassen sich LLM-gestützte Patient:innensimulationen besonders wirksam gestalten, wenn sie auf etablierten Lerntheorien beruhen: Die *Situated Learning Theory* betont den authentischen Kontext und die Einbettung in reale Handlungssituationen, die *Deliberate Practice Theory* fokussiert auf gezieltes, wiederholtes Üben mit unmittelbarem, standardisiertem

Feedback, und die *Self-Determination Theory* hebt die Bedeutung von Autonomie und Kompetenzentwicklung hervor. Dieses theoretische Fundament kann auch in der psychotherapeutischen Ausbildung genutzt werden, um KI-basierte Simulationen nicht nur technologisch, sondern auch didaktisch optimal einzusetzen.

Ein praxisnahes Beispiel ist die Plattform *Lyssn.io*, die den Vorgaben des US-amerikanischen Health Insurance Portability and Accountability Acts (HIPAA) entsprechende, cloudbasierte Software für die sichere Aufzeichnung, gemeinsame Nutzung und Analyse von Therapiesitzungen bereitstellt (Creed et al., 2022). Im vom US National Institute of Mental Health (NIMH) geförderten Projekt *AFFECT* (AI-Based Fidelity Feedback to Enhance CBT Treatment) wird auf dieser Plattform ein KI-gestütztes Modul entwickelt, das anhand von Audioaufnahmen automatisch die Therapietreue (Fidelity) in kognitiver Verhaltenstherapie schätzt. Ziel ist es, in Community Mental Health Centers KVT-Kompetenzen zu verbessern, Patient:innen-Outcomes zu steigern und Drop-out-Raten zu senken. Die geplante Evaluation prüft zudem, ob diese automatisierte Rückmeldung eine skalierbare Ergänzung zur herkömmlichen Supervision darstellen kann, mit dem Potenzial, Ausbilder:innen zu entlasten und eine kontinuierliche Qualitätssicherung zu ermöglichen.

Auch in anderen beratungsorientierten Ausbildungskontexten zeigt sich das Potenzial multimodaler KI-Systeme: In einem iterativen Blockseminar zur Beratungskompetenz angehender Lehrkräfte wurden simulierte Gespräche aufgezeichnet und mithilfe von KI auf verbale, paraverbale und nonverbale Kommunikationsmerkmale hin analysiert. Die Teilnehmenden erhielten strukturiertes Feedback, das sie als präzise, objektiv und lernförderlich einschätzten (Hallmen et al., 2025). Obwohl nicht psychotherapeutisch, verdeutlicht dieser Ansatz die Übertragbarkeit auf verwandte Ausbildungsfelder.

8.3 Personalisierte Lernplattformen: Individualisierte Ausbildungswege

In der Psychotherapieausbildung gewinnen adaptive E-Learning-Systeme zunehmend an Bedeutung. Sie nutzen zum Teil adaptive Lernalgorithmen, um Lernprozesse individuell zu steuern und maßgeschneiderte Ausbildungswege zu schaffen.

Internationale adaptive Lernsysteme

Realize it (USA) bietet eine Self-Learning Engine, die Inhalte in Echtzeit an Leistung und Lerntempo anpasst. Die Plattform wird in mehreren Gesundheitsstudiengängen eingesetzt, einschließlich psychologischer Ausbildungsprogramme. So wurde die Anwendung in einem Psychologie-Studiengang an der University of Central Florida eingesetzt, wo Studierende die adaptive Plattform als hilfreich empfanden (Dziuban et al., 2016).

CBT Trainer (UK) Diese Plattform von Soy Educational Technology (2025) nutzt KI, um virtuelle Patient:innen für die Ausbildung in kognitiver Verhaltenstherapie zu simulieren. Sie will die begrenzten Supervisionskapazitäten kompensieren, indem sie standardisierte Kompetenzbewertungen nach etablierten Bewertungsrastern, kontinuierliche Übungsmöglichkeiten und Echtzeit-Feedback bietet (soymh.com). Die künstlichen »Patient:innen« sind evidenzbasiert und ermöglichen das Einüben verschiedener klinischer Szenarien ohne reale Patient:innen. Eine Pilotstudie mit 59 Teilnehmenden (Juli 2025) bescheinigte der Anwendung hohe Akzeptanz: Sie erzielte einen ausgezeichneten System-Usability-Score (82,2von 100) und führte zu spürbaren Kompetenzgewinnen, insbesondere bei der Risiko-Beurteilung (96,7%) und der strukturierten Informationssammlung (83,3%) (Zhang et al., 2025).

AI Patient Actor (NILE Lab, Dartmouth, 2024**)** Die am Neuroscience-Informed Learning & Education Lab der Geisel School of Medicine (Dartmouth) entwickelte KI ist eine frei zugängliche Web-App, die es Studierenden und angehenden Therapeut:innen erlaubt, klinische Entscheidungsfindung und Gesprächsführung mit virtuellen Patient:innen zu trainieren. Das System generiert sofort personalisiertes, formatives Feedback und ermöglicht das Erstellen eigener Fallvignetten (Thesen et al., 2024). Auf der offiziellen Website werden zudem eine spezielle Variante für schwierige Gespräche und ein Feedback-Training nach dem SPIKES-Modell beschrieben (Geisel School of Medicine, 2024). Dieses sechsstufige Kommunikationsschema (*Setting, Perception, Invitation, Knowledge, Emotions, Strategy/Summary*) wurde ursprünglich für die ärztliche Übermittlung schlechter Nachrichten entwickelt und dient als strukturierter Leitfaden, um auch in psychotherapeutischen Kontexten heikle Inhalte empathisch und klar zu vermitteln. In einer Implementation des AI Patient Actors im ersten Studienjahr der medizinischen Ausbildung führte der Einsatz zu einer zu 75,9 % geringeren Zahl verspätet eingereichter klinischer Notizen im Vergleich zu früheren Kohorten. Gleichzeitig stieg der in einer Selbsteinschätzung erhobene durchschnittliche Komfortwert im Umgang mit KI von 61,0 % auf 76,0 % (Thesen et al., 2025). Die Mehrheit der 69 befragten Studierenden bewertete die Erfahrung positiv und hob insbesondere flexible Übungsmöglichkeiten, verbessertes klinisches Denken und den Nutzen des unmittelbaren Feedbacks hervor, wenngleich Authentizität und Übertragbarkeit auf reale Patient:inneninteraktionen kritisch reflektiert wurden (Thesen et al., 2025). Obwohl der Schwerpunkt auf der medizinischen Aus- und Fortbildung liegt, eignet sich die Plattform dank der KI-Patientenmodelle und des Übungsrahmens ebenfalls für psychotherapeutische Ausbildungszwecke.

Deutsche Entwicklungen

SIGGI/DPtV E-Learning Die marktführende Plattform der Deutschen PsychotherapeutenVereinigung wird von über 97% der PiA (Psychotherapeut:innen in Ausbildung) zur Approbationsprüfung genutzt. Mit über 3000 IMPP-Prüfungsfragen, adaptiver Kategorisierung und kostenfreiem Zugang für Mitglieder.

Virtueller Klient (ViKl) (TH Nürnberg) Dies ist ein deutschsprachiger KI-Chatbot zur Simulation von Beratungsgesprächen in der psychosozialen Ausbildung. ViKl nutzt das Open-Source-Sprachmodell Vicuna 13B (v1.5) und greift zusätzlich auf eine hinterlegte Wissensbasis zurück, um konsistente und kontextgerechte Dialoge zu erzeugen. Studierende können in einem geschützten Rahmen mit dem virtuellen Klienten interagieren und erhalten mehrstufiges Feedback (u. a. KI-generiert) zu ihrem Gesprächsverhalten (Lippert et al., 2024).

IMPACHS (Universität Hamburg/Prof. Dr. Tania Lincoln, seit 2019) Dieses preisgekrönte adaptive Lernsystem unterstützt bei der Therapie von Schizophrenie-Spektrumsstörungen. Es wurde im Jahr 2019 mit dem eLearning Award ausgezeichnet.

Allen Systemen gemeinsam ist, dass sie Ausbilder:innen nicht ersetzen, sondern ihre Rolle neu definieren: weg vom alleinigen Wissensvermittler:in, hin zur/zum Mentor:in, der KI-basierte Analysen nutzt, um gezielt zu fördern. So entsteht ein hybrides Ausbildungsmodell, in dem menschliche Erfahrung und datenbasierte Personalisierung zusammenwirken, um Lernwege effizienter, motivierender und passgenauer zu gestalten.

Internationale Empfehlungen zur medizinischen und psychotherapeutischen Ausbildung zeigen zudem, dass KI-gestützte Systeme nicht nur das Üben, sondern auch die Bewertung von Kompetenzen verbessern können, sowohl während des Lernens als auch bei Abschlussprüfungen. Dazu gehören individuell angepasste Lernwege, maßgeschneiderte Zwischentests und die einheitliche Auswertung von Rollenspielen oder praktischen Prüfungen mithilfe großer Sprachmodelle. Gute Praxis bedeutet dabei, den KI-Einsatz transparent zu machen, alle automatischen Ergebnisse kritisch zu prüfen und die Technologie in klare Qualitäts- und Ethikstandards der Institution einzubetten. So lässt sich die Präzision datenbasierter Analysen mit der pädagogischen Verantwortung menschlicher Lehrender verbinden (Masters et al., 2025).

Ergänzend zu den technischen und empirischen Entwicklungen zeigen aktuelle qualitative Interviews mit Ausbildungsleiter:innen in Deutschland verschiedener psychotherapeutischer Schulen ein differenziertes Stimmungsbild zur Integration von KI in die Ausbildung (Eichenberg & Bischoff, 2025). Während jüngere Lehrende und Studierende KI-gestützten Tools offenbar überwiegend aufgeschlossen gegenüberstehen und Potenziale etwa in Theorievermittlung, Diagnostikunterstützung, virtuellen Patient:innen oder administrativer Entlastung sehen, äußern erfahrenere Kolleg:innen häufiger Vorbehalte.

Genannt werden insbesondere die Gefahr einer Entmenschlichung der Ausbildung, der Verlust eigenständiger Leistungserbringung sowie Datenschutzfragen und Bias-Risiken. Konsens besteht darin, dass KI-Anwendungen nicht die zentrale Bedeutung der therapeutischen Beziehung ersetzen dürfen, sondern als Assistenzinstrumente in klar umrissenen Bereichen eingesetzt werden sollten. Mehrere Interviewpartner:innen betonten, dass eine erfolgreiche Integration verbindliche Ethik- und Datenschutzstandards, gezielte Schulungen der Lehrkräfte und eine transparente Deklaration von KI-Nutzung erfordert. Insgesamt zeichnen die Interviews das Bild eines »Sowohl-als-auch«-Ansatzes: KI als sinnvolle Ergänzung, nicht als Ersatz für menschliche Ausbildungskompetenz.

8.4 Fazit

Digitale und KI-gestützte Lernumgebungen eröffnen der Psychotherapieausbildung ein neues Spektrum an Möglichkeiten. Sie erweitern den geschützten Übungsraum, standardisieren die Bewertung therapeutischer Kompetenzen und schaffen adaptive Lernpfade, die den individuellen Fortschritt berücksichtigen. Der didaktische Mehrwert liegt nicht in der Verdrängung menschlicher Lehrender, sondern in der Kombination aus datenbasierter Präzision und menschlicher Erfahrung. Erste empirische Evidenzen deuten darauf hin, dass sich dadurch sowohl Effizienz als auch Qualität der Ausbildung steigern lassen – vorausgesetzt, dass die Systeme transparent eingesetzt, kritisch überprüft und in ethisch fundierte Ausbildungsstrukturen eingebettet werden. Damit könnte KI zu einem integralen Bestandteil einer zukunftsfähigen, evidenzbasierten und zugleich menschlich geprägten Psychotherapieausbildung werden.

KAPITEL 9

KI in der Psychotherapieforschung

Neben dem Ausbildungswesen steht auch die wissenschaftlich-klinische Forschung im Bereich der Psychotherapie mutmaßlich an einem historischen Wendepunkt. Nach Jahrzehnten manueller, arbeitsintensiver, teils mühseliger Analysen und methodischer Beschränkungen ermöglichen KI und maschinelle Lernverfahren eine grundlegende Transformation der Forschungsmethodiken. Diese technologische Revolution verspricht nicht nur eine dramatische Effizienzsteigerung in vielen Bereichen der Datenanalyse, sondern eröffnet völlig neue Forschungsfelder und Erkenntnismöglichkeiten, die das Verständnis therapeutischer Prozesse revolutionieren könnten (Goldberg et al., 2020; Beg et al., 2025).

Die Integration von KI in die Psychotherapieforschung markiert einen paradigmatischen Wandel von kleinen, zeitaufwändigen Studien hin zu umfassenden Analysen großer Datensätze, die bisher undenkbare Einsichten in die Mechanismen therapeutischer Veränderung ermöglichen. Während traditionelle Forschungsansätze oft durch begrenzte Stichprobengrößen und subjektive Bewertungsverfahren limitiert waren, bieten KI-gestützte Methoden beispielsweise die Möglichkeit, Tausende von Therapiesitzungen gleichzeitig zu analysieren und dabei objektive, reproduzierbare Ergebnisse zu generieren (Aafjes-van Doorn et al., 2021; 2025).

9.1 Automatisierte Analyse großer Datenmengen

Ein zentraler Durchbruch liegt in der Fähigkeit maschineller Lernalgorithmen, enorme Mengen an Therapiedaten zu verarbeiten, die manuell niemals bewältigt werden könnten. Shatte und Kolleg:innen (2019) identifizierten in ihrer umfassenden Übersichtsarbeit über 300 Studien, die maschinelles Lernen in der psychischen Gesundheitsforschung einsetzen, wobei sich vier Hauptanwendungsbereiche herauskristallisierten: Erkennung und Diagnose, Prognose und Behandlung, öffentliche Gesundheit sowie Forschung und klinische Administration.

Traditionelle Prozessanalysen in der Psychotherapieforschung basieren häufig auf der zeitaufwendigen manuellen Kodierung von Therapiesitzungen, was den Stichprobenumfang typischerweise stark begrenzt. Goldberg und Kolleg:innen (2020) zeigen demgegenüber, dass maschinelle Lernverfahren in der Lage sind, Daten aus 1235 Sitzungen automatisiert zu verarbeiten und dabei die von Klient:innen bewertete therapeutische Allianz moderat vorherzusagen. Dieses Vorgehen demonstriert, wie sich mit KI objektive, reproduzierbare Messungen komplexer psychotherapeutischer Prozessvariablen in großem Maßstab realisieren lassen.

9.2 Vorhersage von Therapieerfolg und -verlauf

Besonders vielversprechend ist die Anwendung maschinellen Lernens zur Prädiktion von Therapieergebnissen. Taubitz und Kolleg:innen (2022) entwickelten Gradient-Boosting-Modelle (ein maschinelles Lernverfahren, das viele einfache Entscheidungsbäume Schritt für Schritt kombiniert, um genauere Vorhersagen zu treffen), die mit einer balancierten Genauigkeit von 69 % vorhersagen konnten, welche Patient:innen klinisch signifikante Verbesserungen in der Psychotherapie erzielen würden. Aus 383 verfügbaren Variablen identifizierten die Algorithmen die 16 wichtigsten Prädiktoren, die auch mit reduziertem Variablensatz noch eine Vorhersagegenauigkeit von 67 % erreichten.

Diese prädiktive Kapazität revolutioniert die Therapieplanung und -anpassung. Anstatt auf Versuch und Irrtum angewiesen zu sein, können Therapeut:innen nun datenbasierte Entscheidungen treffen und Interventionen gezielt an die Bedürfnisse und Erfolgswahrscheinlichkeiten individueller Patient:innen anpassen. Laskoski und Kolleg:innen (2019) führten eine explorative Einzelfallanalyse durch, in der ein maschinelles Lernverfahren (Random Forest) die Belastung einer

Patientin nach psychoanalytischen Sitzungen vorhersagen konnte, basierend auf kodierten therapeutischen Verhaltensweisen während der Sitzung.

NLP hat sich als Schlüsseltechnologie für die Analyse therapeutischer Kommunikation etabliert (vgl. Kap. 1). In einer systematischen Übersicht über 102 NLP-Studien zu mentalen Gesundheitsinterventionen identifizierten Malgaroli und Kolleg:innen (2023) sechs wiederkehrende klinische Kategorien:

- Patientenpräsentation
- Reaktion auf Intervention
- Interventionsmonitoring
- Merkmale der Behandelnden
- relationale Dynamik
- Datenaufbereitung

Diese Kategorisierung verdeutlicht, wie NLP die Analyse therapeutischer Prozesse in bislang unerreichter inhaltlicher Tiefe und struktureller Differenziertheit ermöglicht.

Ein besonders innovativer Anwendungsbereich ist die automatisierte Erfassung affektiver Inhalte in Therapiesitzungen. Erste Arbeiten wie die von Imel und Kolleg:innen (2015) nutzten Topic-Modeling-Verfahren, also statistische Textanalysen, um in über 1500 transkribierten Psychotherapie- und Pharmakotherapiegesprächen semantische Themen wie affektive, relationale und interventionsbezogene Inhalte zu identifizieren. Damit konnten klinisch relevante Muster im großen Umfang automatisch erkannt und in Beziehung zu therapeutischen Interventionen gesetzt werden – eine Leistung, die in traditioneller Forschung hunderte Stunden manueller Kodierung erfordert hätte.

Während solche methodischen Grundlagen den Weg bereiteten, nutzen aktuelle Studien zunehmend transformerbasierte Sprachmodelle (z. B. BERT, RoBERTa). Transformer sind eine Klasse von neuronalen Netzen, die speziell dafür entwickelt wurden, sprachliche Zusammenhänge in sehr großen Textmengen zu erkennen, indem sie Wörter gleichzeitig im Kontext ihrer Nachbarwörter verarbeiten. Dadurch wird eine besonders präzise Bedeutungsanalyse möglich.

So setzte ein Forschungsprojekt BERTopic (eine moderne, auf BERT basierende Topic-Modeling-Methode) ein, um Transkripte aus Psychotherapiesitzungen, also Gesprächsprotokolle zwischen Therapeut:innen sowie Patient:innen, auszuwerten und damit Symptomschwere und therapeutische Allianz valide vorherzusagen (Lalk et al., 2024). Darüber hinaus erlauben Emotionserkennungsmodelle, die auf BERT oder kontextabhängigen Architekturen basieren, deutlich präzisere Analysen emotionaler Zustände (Zhao et al., 2025). Noch neuer entwickelte Modelle wie Opinion-BERT, die emotionale und subjektive Ausdrucksweisen simultan erfassen, zeigen durch Multi-Task-Ansätze sehr hohe Klassifikationsgenauigkeit, etwa rund 96 % bei Sentiment und 94 % bei Status-Kategorien (Hossain et al., 2025).

9.3 Neue Möglichkeiten durch große Datenmengen

Die Verfügbarkeit großer Datensätze transformiert die Psychotherapieforschung von kleinen, oft unrepräsentativen Stichproben hin zu umfassenden Populationsstudien. Harlow (2016) argumentiert in ihrer Einführung zu »Big Data in Psychology«, dass vier zentrale Themen die moderne psychologische Forschung prägen: die Verfügbarkeit großer Datensätze aus sozialen Medien und elektronischen Gesundheitsakten, die Notwendigkeit ethischer Überlegungen, die Validierung prädiktiver Modelle und die Integration verschiedener Datenquellen.

Ein aktuelles Beispiel für die Nutzung sehr großer Datensätze liefert das *Psychiatric Genomics Consortium* (Agrawal et al., 2025), das genomische Daten von Millionen von Personen kombiniert, um genetische Risikofaktoren für psychische Erkrankungen zu identifizieren. Überträgt man diesen Ansatz auf die Psychotherapieforschung, könnten ähnlich umfassende Datensätze genutzt werden, um universelle Wirkmechanismen zu analysieren, etwa durch die Auswertung von Zehntausenden digital erfassten Therapieverläufen.

Split/Analyze/Meta-Analyze-Ansatz (SAM-Ansatz)

Ein interessanter Zwischenschritt auf dem Weg zur datenintensiven Forschung ist der sog. Split/Analyze/Meta-Analyze-Ansatz (SAM-Ansatz) (Cheung & Jak, 2016). Er wurde entwickelt, um Forscher:innen die Arbeit mit sehr großen Datensätzen zu ermöglichen, ohne dass dafür Spezialkenntnisse in Programmierung oder komplexen Big-Data-Frameworks nötig sind. Die Grundidee ist vergleichsweise einfach: Große Datensätze werden in kleinere, handhabbare Teile zerlegt, diese mit vertrauten statistischen Methoden ausgewertet und die Ergebnisse anschließend über Meta-Analysen zusammengeführt.

Auch wenn sich die Methodenlandschaft seither weiterentwickelt hat, bleibt SAM ein anschauliches Beispiel dafür, wie klassische psychologische Statistik in den letzten Jahren hinsichtlich der Logik von Big Data anschlussfähig gemacht wurde. Für die Psychotherapieforschung, die traditionell stark hypothesengeleitet und theorienah arbeitet, macht dieser Ansatz deutlich, dass neue Datenwelten nicht zwangsläufig den Bruch mit vertrauten Methoden erfordern, sondern auch mit bekannten Werkzeugen erschlossen werden können.

Heutzutage gehen die Möglichkeiten weit über solche Brückenmodelle hinaus. Moderne Analyseplattformen und sog. *AutoML-Verfahren* (»automated machine learning«, wie z. B. Google AutoML, Azure ML, H2O.ai) nehmen Forscher:innen viele komplexe Arbeitsschritte ab, etwa die Auswahl passender Modelle oder die Optimierung von Parametern. Hinzu kommen *No-Code- und Low-Code-Lösungen*, die selbst kleinere Forschungsteams ohne technischen Hintergrund in die Lage versetzen, große Datenmengen auszuwerten.

Für die Psychotherapieforschung bedeutet das: Auch Projekte mit überschaubaren Ressourcen können inzwischen von Methoden profitieren, die vor wenigen Jahren noch hochspezialisierten Zentren vorbehalten waren. Während SAM also eher als symbolischer Einstieg in die Welt der Big-Data-Analysen verstanden werden kann, markieren heutige Plattformen den Übergang zu einer breiteren, praktisch nutzbaren »Demokratisierung« datengetriebener Forschung.

9.4 Automatisierung wissenschaftlicher Workflows

KI-gestützte Tools revolutionieren nicht nur die Datenanalyse, sondern den gesamten Forschungsprozess. Die automatisierte Transkription von Therapiesitzungen mittels fortgeschrittener Speech-to-Text-Algorithmen reduziert den Zeitaufwand von Stunden auf Minuten – bei gleichzeitiger Verbesserung der Genauigkeit (Lumivero, 2025). NVivo Transcription erreicht beispielsweise eine Genauigkeit von 90% bei qualitativ hochwertigen Aufnahmen und unterstützt 43 Sprachen.

Darüber hinaus beschleunigen moderne KI-Systeme auch nachgelagerte Arbeitsschritte, etwa die automatische Kodierung transkribierter Daten anhand definierter Kategoriensysteme oder die extraktive Zusammenfassung langer Interviews, um relevante Segmente für die Analyse vorzuselektieren. Solche Verfahren werden zunehmend in qualitativen und Mixed-Methods-Studien eingesetzt, um Forscher:innen von repetitiven Aufgaben zu entlasten und konsistente, reproduzierbare Auswertungen zu ermöglichen. Die Integration dieser Tools in Analyseplattformen wie ATLAS.ti oder MAXQDA zeigt, dass Automatisierung nicht nur der Effizienz dient, sondern auch die Qualitätssicherung unterstützt, indem sie menschliche Fehlerquellen bei der manuellen Verarbeitung reduziert.

Daraus resultiert ein bedeutender Vorteil KI-gestützter Forschung, der in der Reduktion subjektiver Verzerrungen und der Verbesserung der Replizierbarkeit liegt. Während traditionelle Therapieforschung oft auf subjektive Bewertungen von Therapeut:innen oder Patient:innen angewiesen ist, ermöglichen maschinelle Lernverfahren objektive, reproduzierbare Messungen therapeutischer Prozesse.

9.5 Neue Forschungsparadigmen und Erkenntnismöglichkeiten

Von hypothesengetriebener zu explorativer Forschung

KI ermöglicht zudem einen paradigmatischen Wechsel von traditionell deduktiv und falsifikatorisch ausgerichteter Forschung hin zu explorativen, datengetriebenen Ansätzen. Gerade in der Psychologie und Psychotherapieforschung, die historisch stark durch hypothesenprüfende Studiendesigns geprägt war, markiert dieser Schritt eine grundlegende methodische Erweiterung des Erkenntnisspektrums. Unsupervised-Learning-Algorithmen können unbekannte Muster in Therapiedaten identifizieren, die zu neuen theoretischen Einsichten und Hypothesen führen. Dies ergänzt traditionelle Forschungsansätze und eröffnet völlig neue Forschungsrichtungen.

Beispiel
Haines und Kolleg:innen (2019) kodierten mittels automatisierter Gesichtsausdrucksanalyse emotionale Affekte wie positive und negative Stimmung sowie Erregung in Echtzeit. Diese Methode basiert auf Computer Vision und maschinellem Lernen, erreichte eine Validität, die mit humanen Kodierungen vergleichbar ist, und erlaubt den detaillierten Einblick in Emotionsdynamiken, etwas, das mit traditionellen, manuellen Verfahren nicht in dieser Form möglich wäre.

Multimodale Analyse und Präzisionspsychotherapie

Die Integration verschiedener Datenmodalitäten, etwa Text, Audio und Video, ermöglicht eine holistische Betrachtung therapeutischer Prozesse. Aafjes-van Doorn und Kolleg:innen (2025) entwickelten ein KI-gestütztes, multimodales Modell zur automatisierten Bewertung sog. *Facilitative Interpersonal Skills* (FIS), einem etablierten Prädiktor für Therapieerfolg. Durch die Kombination von Text-, Audio- und Videofeatures erreichte das Modell eine Vorhersagegüte für die Gesamt-FIS-Scores (Spearman's $\rho = .50$), die frühere, unimodale Ansätze übertraf.

Diese multimodale Analyse ebnet den Weg für eine »Präzisionspsychotherapie«, in der Behandlungen basierend auf objektiven, datengetriebenen Erkenntnissen individuell angepasst werden. Ähnlich der Präzisionsmedizin könnten zukünftige therapeutische Interventionen auf individuellen »digitalen Biomarkern« basieren, die aus der kontinuierlichen Analyse therapeutischer Kommunikation gewonnen werden.

Methodische und ethische Überlegungen

Trotz des enormen Potenzials bringen KI-Methoden in der Psychotherapieforschung auch bedeutende Herausforderungen mit sich. Goldberg und Kolleg:innen (2020) weisen darauf hin, dass maschinelle Lernmodelle bestehende Verzerrungen und Limitationen menschlicher Bewertungen replizieren können, anstatt objektive Verbesserungen zu liefern. Um Akzeptanz bei Therapeut:innen und Patient:innen zu erreichen, sei die Entwicklung transparenter, nachvollziehbarer Modelle unerlässlich.

Ethische Überlegungen spielen eine zentrale Rolle, insbesondere im Hinblick auf Datenschutz, Einverständnis und die Wahrung der Menschlichkeit in therapeutischen Beziehungen. Die Gefahr besteht darin, dass KI-Systeme durch algorithmische Verzerrungen oder unreflektierte Anwendung die persönliche Dimension der therapeutischen Interaktion verdrängen könnten. Da solche Entwicklungen bestehende Ungleichheiten in der psychischen Gesundheitsversorgung verstärken könnten, sind kontinuierliche Wachsamkeit und methodische Kontrolle erforderlich.

Ein kritischer Punkt ist die Validierung KI-gestützter Modelle in verschiedenen therapeutischen Settings und Populationen. Viele aktuelle Studien basieren auf relativ homogenen Stichproben oder spezifischen therapeutischen Ansätzen, was die Generalisierbarkeit der Ergebnisse einschränkt. Die Notwendigkeit rigoroser Kreuzvalidierung und der Test in unabhängigen Datensätzen wird zunehmend erkannt (vgl. Tornero-Costa et al., 2023; Grzenda et al., 2025).

Zukunftsperspektiven und Forschungsrichtungen

Die Zukunft der KI-gestützten Psychotherapieforschung liegt in der nahtlosen Integration in die klinische Praxis. Systeme, die Therapeut:innen in Echtzeit Feedback über ihre Interventionen geben oder potenzielle Risikofaktoren identifizieren, befinden sich bereits in der Entwicklung (vgl. Kap. 6). KI-Technologien versprechen eine Demokratisierung hochwertiger Psychotherapieforschung, indem sie auch kleineren Forschungsgruppen Zugang zu fortgeschrittenen Analysemethoden ermöglichen (Costa et al., 2024; Ni & Ya, 2025). Cloud-basierte

NLP-Services und benutzerfreundliche Machine-Learning-Plattformen reduzieren die technischen Barrieren erheblich.

9.6 Fazit

Die Integration künstlicher Intelligenz markiert eine epochale Transformation wissenschaftlicher Forschung im Allgemeinen und der Psychotherapieforschung im Besonderen. Sie birgt das Potenzial, unser Verständnis therapeutischer Prozesse grundlegend zu revolutionieren. Von der automatisierten Analyse großer Datensätze über die Prädiktion von Therapieergebnissen bis hin zur Entwicklung personalisierter Interventionen eröffnen KI-Methoden Möglichkeiten, die noch vor wenigen Jahren undenkbar schienen.

Die Evidenz zeigt eindeutig, dass maschinelles Lernen und NLP bereits heute substanzielle Verbesserungen in der Effizienz, Objektivität und Tiefe psychotherapeutischer Forschung ermöglichen. Gleichzeitig erfordert diese technologische Revolution eine sorgfältige Abwägung ethischer Implikationen und die Entwicklung neuer Qualitätsstandards für KI-gestützte Forschung.

Für die Zukunft der Psychotherapieforschung wird entscheidend sein, wie erfolgreich die Integration von KI-Methoden mit traditionellen wissenschaftlichen Ansätzen gelingt. Die vielversprechendsten Entwicklungen entstehen dort, wo technologische Innovation mit psychologischer Expertise und klinischer Erfahrung kombiniert wird. In diesem Sinne markiert die KI-Revolution nicht das Ende traditioneller Forschungsansätze, sondern deren Transformation und Potenzierung für die Herausforderungen des 21. Jahrhunderts.

Die kommenden Jahre werden zeigen, inwieweit diese technologischen Durchbrüche tatsächlich zu verbesserten therapeutischen Outcomes und einem tieferen Verständnis der Mechanismen psychotherapeutischer Veränderung führen.

KAPITEL 10

KI in der Psychotherapie: Anwendung in verschiedenen Schulen

Mit dem zunehmenden Einzug digitaler Technologien in die psychotherapeutische Versorgung stellt sich die Frage nach der Vereinbarkeit von KI mit den theoretischen Grundlagen und praktischen Anwendungen verschiedener psychotherapeutischer Schulen. Die Integration von KI wirft dabei nicht nur technische und ethische Fragen auf, sondern berührt auch die Grundprinzipien psychotherapeutischer Arbeit. Besonders deutlich treten diese Fragen im Vergleich zwischen den beiden großen Schulen, der Verhaltenstherapie und den psychodynamischen Verfahren, zutage. Beide Schulen unterscheiden sich hinsichtlich ihrer theoretischen Konzepte, ihrer Behandlungsziele, der Gestaltung der therapeutischen Beziehung und ihrer Strukturierung der Therapie. Diese Unterschiede beeinflussen die Möglichkeiten und Grenzen der Einbindung von KI in die jeweiligen therapeutischen Prozesse.

Im Folgenden werden zunächst die therapieschulenspezifischen Herausforderungen bei der Integration von KI beschrieben. In den weiteren Abschnitten wird schulenübergreifend diskutiert, welchen Einfluss die verschiedenen möglichen Nutzungsweisen von KI in laufenden Psychotherapien auf die therapeutische Beziehung als Kernstück jeder Behandlung haben können.

10.1 Therapieschulenspezifische Herausforderungen bei der KI-Integration

Verhaltenstherapie und KI: Struktur, Standardisierung und technische Affinität

Die Verhaltenstherapie basiert auf empirisch fundierten lerntheoretischen und kognitiv-behavioralen Modellen. Ihre zentralen Merkmale sind die Orientierung an konkreten Symptomen und Verhaltensweisen sowie die Zielsetzung der Symptomreduktion durch strukturierte Interventionen. Diese Orientierung an Operationalisierbarkeit und Standardisierung macht die VT besonders zugänglich für KI-Anwendungen, wie z.B. in der Diagnostik (vgl. Kap. 5), in der Therapieplanung durch personalisierte Interventionen (vgl. Kap. 6) oder durch Chatbots, die die Therapie kontinuierlich begleiten oder ersetzen, z.B. dann, wenn kein Therapeut verfügbar ist (zur Wirksamkeit von KI-gestützten Chatbots für kognitive Verhaltenstherapie siehe Farzan et al., 2025; vgl. Kap. 4).

Aufgrund der der Verhaltenstherapie inhärenten Konzepte, wie z.B. manualisiertes Vorgehen und Modularität, und einer im Vergleich zu den psychodynamischen Verfahren unterschiedlichen Bedeutung der therapeutischen Beziehung war es auch bei anderen digitalen Medien (z.B. Serious Games, Virtual Reality, DiGA) in der Vergangenheit so, dass sie zunächst und deutlich schneller in verhaltenstherapeutische Behandlungen integriert wurden (vgl. Eichenberg & Kienzle, 2013). Somit ist bei der Adaptation von KI in die zwei großen therapeutischen Schulen von den gleichen Entwicklungsprozessen auszugehen. Dennoch bestehen auch für die Verhaltenstherapie Herausforderungen:

Therapeutische Beziehung Obwohl die VT strukturiert arbeitet, wird auch hier die Beziehungsgestaltung als Wirkfaktor anerkannt. KI fehlt es jedoch an echter Empathie oder intuitiver Interaktion.

Individualität und Kontextsensitivität Auch wenn VT oft manualisiert ist, erfordert sie dennoch eine individuelle Anpassung an die Lebensrealität und -erfahrungen der Patient:innen. KI-basierte Standardprogramme können diese Kontextualisierung – v. a. mit Bezug zum biografischen Hintergrund auch in Bezug auf die Lerngeschichte – oft nicht adäquat leisten.

Risiko von Reduktionismus Es besteht die Gefahr, dass psychische Probleme auf datenbasierte Muster reduziert werden, wodurch subjektive Bedeutungszuschreibungen und emotionale Verarbeitung unterbewertet werden.

Reduzierte Perspektiven auf psychische Störungen Viele psychische Störungen sind Ausdruck komplexer psychosozialer Dynamiken. Eine rein verhaltensorientierte Betrachtung durch KI könnte dies verkennen und zu eindimensionalen Interventionen führen, wobei sich eben die Frage stellt, ob und, wenn ja, auf welchen therapeutischen Konzepten eigentlich die verfügbaren Chatbots trainiert wurden (s. u.). Rein kognitiv-behaviorale Konzepte können Gefahr laufen, komplexe intrapsychische oder systemische Dynamiken zu übersehen. Somit wird gefordert, dass zukünftige Entwicklungen sich nicht nur auf den Aufbau vielfältigerer und robusterer Datensätze, sondern auch auf die Verbesserung der Transparenz und Interpretierbarkeit von KI-Modellen konzentrieren sollten, um die klinische Praxis zu verbessern (Cruz-Gonzalez et al., 2025).

Psychodynamische Verfahren und KI: Inkompatibilitäten und Potenziale

Zentrale Konzepte psychodynamischer Verfahren sind u. a. das Unbewusste, Abwehrmechanismen, innere Konfliktdynamiken, Übertragung und Gegenübertragung sowie die Bedeutung der frühkindlichen Entwicklung für die Persönlichkeitsstruktur. Der psychodynamische Prozess ist durch Offenheit, Komplexität und Subjektivität gekennzeichnet.

Die Grundannahmen psychodynamischer Verfahren scheinen der Anwendung von KI grundlegend entgegenzustehen, denn als die zentralen Wirkmechanismen psychodynamischer Therapie gelten die Einsicht durch die Analyse von Übertragungsphänomenen, die Arbeit mit Affekten im Sinne von Erkennen, Ausdrücken und Verarbeiten von Emotionen sowie die therapeutische Allianz, die die Grundlage für den therapeutischen Prozess bildet, indem sie Sicherheit bietet und die Exploration schwieriger Themen ermöglicht (Messer, 2013) – alles Facetten, die gemeinhin genuin menschliche Beziehungsfähigkeiten erfordern. Rabeyron (2025) untersucht dabei eingehend, inwiefern KI-Bots zumindest ansatzweise zentrale Elemente psychoanalytischer Arbeit abbilden können – und stellt dabei die weiterführende Frage, ob KI als ein »Anderer« im Sinne einer »digitalen Subjektivität« verstanden werden kann, die intersubjektive Prozesse zu initiieren vermag.

Übertragung und Gegenübertragung Diese Beziehungsmuster entstehen im direkten intersubjektiven Kontakt. KI kann keine eigene Subjektivität besitzen und ist daher unfähig, sich auf eine übertragungsdynamische Beziehung einzulassen oder Gegenübertragungsreaktionen sinnvoll zu nutzen. Auch wenn eine aktuelle Studie gezeigt hat, dass die neuesten KI-Generationen in der Lage sind, Situationen mit ausgefeilten Theory-of-Mind-Fähigkeiten zu lösen (Kosinski, 2024), und selbst wenn solche Fähigkeiten von einer KI genutzt werden könnten, um die Übertragung zu analysieren und auch Übertragungsdeutungen dem Patient:innen vorzuschlagen, scheint die Übertragungsdynamik eines der kompliziertesten Elemente zu sein, die von einer KI reproduziert werden könnten (Rabeyron, 2025). Anders als etwa die therapeutische Allianz, die auch zu einer KI entwickelt werden kann (Beatty et al., 2022; Darcy et al., 2021). Denn der Analytiker bietet seine Deutungen aus der eigenen Subjektivität heraus an – insbesondere innerhalb der Übertragungsdynamik –, was die Komplexität und Tiefe der Interpretationen, die eine KI leisten kann, zusätzlich einschränkt (ebd.).

Freie Assoziation Grundsätzlich könnte eine psychoanalytisch orientierte KI nicht nur freie Assoziation anregen, sondern – bei entsprechender Programmierung – auch eine Form von »schwebender Aufmerksamkeit« simulieren. Aufgrund ihres nahezu unbegrenzten semantischen Zugriffsraums wäre eine Form künstlicher Hyperassoziativität denkbar, mit der sie implizite Bedeutungszusammenhänge sprachlich hochdifferenziert herausarbeiten könnte. Damit verbunden ist jedoch die Notwendigkeit, aus einer Vielzahl potenzieller Deutungen eine interpretative Auswahl zu treffen. Dies impliziert eine algorithmische Einbettung in spezifische theoretische Paradigmen – etwa freudianische, kleinianische, winnicottianische oder lacanianische Referenzrahmen (Rabeyron, 2025), um dem Nutzenden einen kohärenten Deutungsrahmen zu bieten.

Narrative und biografische Tiefenstruktur Psychodynamische Therapien arbeiten mit individuellen Lebensgeschichten, Symbolisierungen, Affektmustern und Träumen. Manche KI-Systeme könnten darauf trainiert werden, Trauminhalte zu analysieren und sogar Traumsymbolik zu interpretieren. Dennoch fehlt ihnen das subjektive Erleben von Träumen, was eine wesentliche Dimension der therapeutischen Arbeit ist. Der hermeneutische Zugang zum subjektiven Innenraum kann nicht durch maschinelle Interpretation ersetzt werden (vgl. Raile, 2024). Letztlich ist die Interpretations- und Narrationsfähigkeit der KI zum einen durch eine Informationsverarbeitung begrenzt, die nicht in Körper und Affekt verwurzelt ist, und zum anderen durch die Unmöglichkeit, bestimmte kontextuelle Elemente (z. B. nonverbale Kommunikation) zu erfassen.

Unbewusstes, Abwehr und Deutung Psychodynamische Therapie zielt darauf ab, unbewusste Prozesse bewusst zu machen. Dazu gehören intrapsychische Konflikte, Abwehrmechanismen und die Funktion dieser Mechanismen innerhalb der Gesamtpersönlichkeit. Ein KI-Chatbot kann zwar sprachliche Muster erkennen, hypothetische Rückschlüssen ziehen oder zur Reflexion anregen, aber z. B. keine echte Gegenübertragung spüren und schon gar nicht die gesetzten Interventionen in einen therapeutischen Prozess einbeziehen, da z. B. Deutungen klinisches Gespür, Timing, Affektabstimmung und Wissen um die Gesamtentwicklung benötigen.

Widerstand Ein zentrales Konzept ist der Widerstand gegen Einsicht oder Veränderung. Dieser wird nicht als Störfaktor, sondern als diagnostisches Werkzeug verstanden. KI kann keine bewusste therapeutische Haltung zu Widerstand entwickeln oder differenzieren, ob Schweigen z. B. ein Ausdruck von Scham, Angst oder regressiver Abwehr ist.

Persönlichkeitsstruktur Die Behandlung richtet sich nicht nur auf Symptome, sondern auf die Struktur der Persönlichkeit (z. B. Ich-Stärke, Affektregulierung, Fähigkeit zur Subjekt-Objekt-Differenzierung). Diese psychodynamischen Konstrukte entziehen sich der formalen Erfassung durch algorithmische Systeme.

Trotz der beschriebenen Grenzen gibt es Möglichkeiten des KI-Einsatzes in psychodynamischen Therapien. Auch wenn psychoanalytische KI-Bots bisher aufgrund der beschriebenen Begrenzungen als eingeschränkte therapeutische Artefakte angesehen werden müssen, so existieren erste Modelle (https://chatgpt.com/g/g-G9INzOvnq-psychoanalyst). In anderen Bereichen sind die Einsatzmöglichkeiten fundierter. Im Rahmen von *Therapiedokumentation und Mustererkennung* können Transkriptionstools dabei helfen, linguistische Marker zu identifizieren (z. B. Themenvermeidung, Emotionsausdruck), was auch in der Supervision sowie zur Analyse des Therapieverlaufs nützlich sein kann. Letztlich lassen sich durch den Einsatz von Deep-Learning-Techniken Muster identifizieren, die bislang manuelle Analysen überfordern würden und schulenübergreifend relevant sind, z. B. wenn es um Hochrisikobereiche wie Suizidalität geht. Ein systematisches Review zur Prädiktion von Suizid mithilfe von KI-Methoden kommt zu dem Schluss, dass KI in hohem Maße in der Lage ist, die Akkuratheit und Effizienz solcher Risikoassessments zu erhöhen (Atmakuru et al., 2025).

Auch können KI-Modelle in der *Aus- und Weiterbildung* als interaktive Simulationen verwendet werden, um z. B. mit fiktiven Patient:innen übertragungsähnliche Szenarien zu üben (vgl. Kap. 8). Ebenso kann KI auch die qualitative *Therapieforschung* unterstützen, indem Muster in Fallvignetten, sprachlichen Ausdrucksweisen und Therapieverläufen identifiziert werden (vgl. Kap. 9). Der Bereich des »affective computing« hat durch die Fähigkeit von KI, nicht nur Sprache, sondern auch nonverbale Signale zu analysieren, einen wesentlichen Fortschritt gemacht (Steppan & Eichenberg, 2025a). Somit bietet das »affective computing« neue Möglichkeiten, um emotionale Prozesse objektiv messbar zu machen, was auch für die psychoanalytische Forschung nützlich ist, indem es zur empirischen Fundierung psychoanalytischer Konzepte beitragen kann, z. B. in der Modellierung komplexer Affektdynamiken.

Eine offene Frage ist, ob kognitiv-behavioral trainierte Chatbots in psychodynamische Therapien wirkungsvoll eingebunden werden können, so wie Zwerenz und Kolleg:innen (2017) es für verhaltenstherapeutische DiGA in die psychodynamisch orientierte stationäre Behandlung belegt haben.

10.2 Ethische Überlegungen

Beiden Schulen ist gemeinsam, dass sich fundamentale ethische Fragen beim Einsatz von KI in die Therapieplanung und -monitoring, Behandlung, Ausbildung und Forschung stellen (vgl. Kap. 5, 6, 8, 9), wobei Roa und Kolleg:innen (2021) argumentieren, dass im Bereich der Psychotherapie vor allem die Prinzipien der Verantwortung und Rechenschaftspflicht von besonders hoher Relevanz sind. Welche Verantwortung tragen Therapeut:innen bei KI-gestützten Entscheidungen? Wie kann Datenschutz gewährleistet werden? Wie werden manipulative, stereotype oder diskriminierende Effekte von KI vermieden? Wie wird sichergestellt, dass KI die therapeutische Subjekt-Subjekt-Beziehung nicht unterminiert? Wie können Risiken in Mensch-KI-Therapiesitzungen (gefährliche Abweichungen in Sprache, Emotion oder Kognition wie Fehlinterpretationen, unzureichende emotionale Rückmeldung oder sogar die Förderung suizidaler Gedanken) erkannt werden?

Arbeiten wie die von Steenstra und Bickmore (2025) sind hier von hoher Relevanz, da sie eine systematische Risikoklassifikation (Taxonomie) vorstellen, um KI-gestützte Psychotherapie-Bots sicher zu bewerten. Denn aktuelle Evaluationsmethoden (etwa Usability-Tests oder Output-Analysen) sind nicht feinfühlig genug, um subtile, therapeutisch relevante Veränderungen im Denken und Verhalten der Nutzer:innen zu erkennen.

Andererseits wird diskutiert, ob KI nicht hinsichtlich spezifischer Aspekte menschlichen Therapeut:innen überlegen sind, so z.B. in Bezug auf Vertraulichkeit (Rabeyron, 2025). Psychotherapie basiert auf Vertraulichkeit – einer Voraussetzung, damit sich Patient:innen öffnen können. Absolute Sicherheit, dass Therapeut:innen nichts weitergeben, gibt es jedoch nicht. Bei KIs ist das Risiko durch mögliche Sicherheitslücken, Hacking oder Datenmissbrauch noch größer. Technologien wie Blockchain könnten hier Abhilfe schaffen, indem sie eine nahezu vollständige Datensicherheit bieten – und damit eine neue Form der »absolut vertrauensvollen therapeutischen Beziehung« ermöglichen.

Fazit

Insgesamt ist die Verhaltenstherapie aufgrund ihrer Struktur besonders empfänglich für technische Erweiterungen. Psychodynamische Verfahren profitieren derzeit weniger von direkter Integration als »Psychoanalytische KI«, könnten aber punktuell durch Analyse- und Forschungstools ergänzt werden. Eine zukunftsfähige Entwicklung erfordert die Anerkennung dieser Unterschiede. KI sollte nicht dazu dienen, alle Therapieverfahren zu homogenisieren, sondern muss differenziert und schulspezifisch eingebunden werden. Dabei muss reflektiert werden, dass KI-Bots auch eine Verzerrung zugunsten bestimmter Methoden, nämlich der der kognitiven Verhaltenstherapie aufweisen, was in der künftigen Regulierung im Sinne einer algorithmischen Ethik (C. Wang et al., 2023) von KI berücksichtigt werden muss. Denn Einseitigkeit der Therapievorschläge kann dazu führen, dass andere Ansätze, die für manche Menschen hilfreicher sein könnten, gar nicht berücksichtigt werden (Raile, 2024). Raile (2024) argumentiert, dass es in der Psychotherapie viele Wege gibt, mit Patient:innen zu arbeiten, wobei je nach Therapeut:in und Patient:innen ein bestimmter Ansatz besser geeignet sein könne. Aus dieser Perspektive stelle sich die Frage, ob und wie KI-Chatbots wie ChatGPT in dieses facettenreiche psychotherapeutische Feld integriert werden können, das eine Vielzahl mehr an Verfahren und Methoden umfasst als die in diesem Kapitel exemplarisch für die KI-Nutzung reflektierten aus dem Bereich der kognitiv-behavioralen und psychodynamisch fundierten. Letztlich müssen solche Überlegungen auch für weitere Therapieschulen wie humanistische Verfahren oder die systemische Therapie angestellt werden.

Zukünftige Entwicklungen werden nicht nur die psychotherapeutische Praxis betreffen, sondern auch die Selbstreflexion der Patient:innen im Alltag grundlegend verändern. Denn unabhängig von der gezielten Integration werden Patient:innen zukünftig immer mehr persönliche KI-Assistenten (z.B. https://deepmind.google/models/project-astra/) nutzen, die proaktiv handeln, die Umgebung und den Kontext des Nutzers erfassen (https://www.theverge.com/news/672357/openai-ai-device-sam-altman-jony-ive), und dann höchstwahrscheinlich auch alltagsbegleitend zu persönlichsten Fragen konsultiert werden. Auf einem technisch weniger ausgefeilten Niveau existieren auch heute schon »KI-Freunde« durch Anwendungen wie Replika, mittels derer Nutzende ihre eigene KI in Bezug auf Aussehen, Stimme und Persönlichkeit kreieren können.

Was bedeutet es für persönliche Entwicklungsprozesse, wenn die KI die Person mit der Zeit besser kennt als sie sich selbst? Was für die Psychotherapie? Und welche Auswirkungen hat es auf die Erfahrung der Patient:innen, wenn ihnen ein Gegenüber – die hochentwickelte KI – begegnet, das *nichts* vergisst? *In der Psychoanalyse ist das unbewusste, aber auch das bewusste* »Vergessen« oder das Zurücknehmen des eigenen bewussten Wissens durch den Analytiker ein funktionaler Teil des analytischen Rahmens: Es schafft Raum für Wiederholungen und ermöglicht neue Deutungen im Sinne eines offenen therapeutischen Prozesses (Reik, 1948).

Letztlich ist die Praxis unserer Patient:innen unseren therapeutischen Überlegungen und technischen Umsetzungen voraus. Denn eine Online-Umfrage zeigt, 55% der Teilnehmenden angaben, eine Psychotherapie mit einer Künstlichen Intelligenz zu bevorzugen, obwohl sie mehr Vertrauen in menschliche Psychotherapeut:innen hätten (Aktan et al., 2022). Eine nicht unerhebliche Zahl von Menschen zieht demnach möglicherweise eine illusorische Beziehung mit einem digitalen Therapeuten einer authentischen Beziehung zu menschlichen Behandelnden vor (Rabeyron, 2025).

10.3 Der Einfluss von Künstlicher Intelligenz auf die therapeutische Beziehung

Mit der zunehmenden Verbreitung künstlich-intelligenter Systeme stellt sich verstärkt die Frage, wie sich die Beziehung zwischen Therapeut:in und Patient:in verändert, wenn technologische Mittel – insbesondere Chatbots – in den therapeutischen Prozess einwirken oder sogar gezielt eingebunden werden. Diese neue Form der »synthetischen Beziehung« zwischen Mensch und Maschine wirkt nicht nur auf das individuelle Erleben, sondern kann auch die Qualität der therapeutischen Beziehung beeinflussen.

Formen der Nutzung und Auswirkungen auf die therapeutische Dyade

Dabei ist entscheidend, welche Variante(n) der Chatbot-Nutzung Patient:innen durchführen, und insbesondere, ob die Psychotherapeut:innen darüber informiert sind. So wird es einen Unterschied machen, ob Patient:innen und Therapeut:innen besprechen, einen gezielten Therapiebot in die Behandlung mit einzubeziehen, um z. B. zwischen den Sitzungen zum Behandlungsverlauf passende verhaltenstherapeutische Übungen zu machen, Symptome und Stimmung zu monitoren, oder aber allgemeine KI-Chatbots zu nutzen, um beispielsweise therapeutisches Wissen zu vertiefen oder Rollenspiele zur Simulation sozialer Interaktionen durchzuführen. Die Nutzungsvarianten, sich in Krisen oder Belastungssituationen zwischen den Sitzungen Hilfe in der Interaktion mit dem Chatbot zu holen oder im weiteren Extrem mit dem Chatbot eine therapeutische Parallelbeziehung zu führen, ohne dass Therapeut:innen davon wissen, kann die therapeutische Dyade erheblich beeinflussen. Denkbar ist, dass für Nutzer:innen durch wiederholte und längerfristige Interaktionen eine gefühlte therapeutische Beziehung entsteht – basierend auf Akzeptanz, Anonymität und direkter Rückmeldung.

Chancen, Risiken und ethische Spannungsfelder

Doch genau hier liegt ein ethisches Spannungsfeld: Wie kann verhindert werden, dass die Beziehung zum KI-System als Konkurrenz oder gar als Ersatz für eine menschliche Bindung missverstanden wird? Es besteht die Gefahr, dass Patient:innen *der KI mehr Vertrauen schenken als der Therapeut:in* – insbesondere dann, wenn die Antworten des Chatbots einfacher zugänglich, schneller oder als empathischer wahrgenommen werden. Dies kann die therapeutische Wirksamkeit erheblich beeinträchtigen.

Fallbeispiel

Eine Patientin nutzt zwischen den Sitzungen regelmäßig einen KI-gestützten Chatbot, um schwierige Situationen zu reflektieren oder sogar – mit narzisstischer Persönlichkeitsakzentuierung – das therapeutische Vorgehen der Therapeutin zu kontrollieren. Als die Therapeutin zu Beginn einer Traumatherapie Stabilisierungsübungen vorschlägt, äußert die Patientin Zweifel – der Chatbot habe ihr zuvor geraten, direkt mit der Traumakonfrontation mittels EMDR zu beginnen. Solche widersprüchlichen Empfehlungen können Verunsicherung auslösen und die therapeutische Allianz gefährden – bis hin zu einem Behandlungsabbruch, insbesondere wenn die Herkunft und Qualität der KI-Antworten nicht kritisch reflektiert werden. Natürlich können Konsultationen von menschlichen »Zweitberater:innen oder -therapeut:innen« die gleichen Verunsicherungen mit sich bringen (Eichenberg & Huss, 2023).

Insofern stellt sich auch die Frage der Verantwortung: Sollten Behandler die Nutzung des Chatbots aktiv steuern oder im Extremfall ggf. zur Behandlungsvoraussetzung machen, diese nicht zu nutzen (wie eben keine zweite parallele Psychotherapie zu führen), eben um Irritationen zu vermeiden? Diese Fragen sind komplex und bewegen sich im Spannungsfeld von Autonomie des Patient:innen und persönlichen Grenzen des/der Therapeut:in, wobei wir meinen, dass die sich auf der KI-Bot-Nutzung ergebenden Übertragungskonstellationen therapeutisch genutzt werden können (ähnlich dem psychoanalytischen »Acting-out«), mit der Prämisse, dass der/die Patient:in seine/ihre Nutzungsweisen und -erfahrungen transparent macht.

Integration digitaler Erfahrungen in die therapeutische Arbeit

Insofern scheint es wichtig, das Thema »KI-Chatbot-Nutzung« bei persönlichen Problemen bzw. psychischen Störungen proaktiv von Behandler:innenseite anzusprechen, auch um zu signalisieren, dass von dieser Seite Offenheit besteht und z. B. keine kritische Vorverurteilung dieser Anwendungen zu (selbst-)therapeutischen Zwecken besteht. Nur so werden Patient:innen sich im weiteren Therapieverlauf auch immer wieder öffnen im Zusammenhang mit KI-bezogenen Erfahrungen, ob nun positiv oder negativ (Verstörung, Abhängigkeit), wobei eine Studie zur ChatGPT-Nutzung zeigte, dass sich besonders bei intensiver Nutzung eine stärkere emotionale Abhängigkeit entwickelt

(Fang et al., 2025). In der offenen Kommunikation können Übertragungen auf den Chatbot oder auch konkurrierende Beziehungsdynamiken im Geflecht mit dem »Digitalen Dritten« erkannt und bearbeitet werden bzw. individuelle Auswirkungen (s. Kap. 16) überhaupt erkannt werden. Denn auch laut Holohan und Fiske (2021) muss der Begriff der Übertragung neu gedacht werden, wenn die Beziehung zu einem nichtmenschlichen Gegenüber entsteht. Wie kann eine emotionale Bindung zu einem System entstehen, von dem man weiß, dass es selbst keine Gefühle hat (s. Kap. 1)? Und wie wird Vertrauen in ein Interface erzeugt, das lediglich menschliches Verhalten simuliert und in unserem Kontext Therapeut:innen ohne echtes Verstehen oder Einfühlungsvermögen sind (Reutens et al., 2025; s. Kap. 13)?

Obwohl viele KI-Systeme bewusst so gestaltet sind, dass sie die traditionelle Psychotherapie nachahmen, besteht die Gefahr, dass die Unterschiede zwischen Mensch und Maschine verwischt werden (s. Kap. 13). Eine oberflächliche Ähnlichkeit in Sprache oder Reaktionsweise kann leicht darüber hinwegtäuschen, dass Maschinen keine echten Gefühle haben – was gerade in der Psychotherapie eine bedeutende Rolle spielt. Damit verbunden sind ethische Fragen: Während Psychotherapeut:innen an ethische Regeln und professionelle Standards gebunden sind, gelten für KI-Systeme derzeit kaum regulierte Kommunikationsgrenzen. Auch ist noch nicht geklärt, auf welchen psychotherapeutischen Konzepten die Logik dieser Systeme basieren sollte – bislang dominieren wirtschaftliche Interessen und Unternehmensentscheidungen die Sprachmodelle (z. B. ChatGPT), nicht therapeutische Konzepte (Schäfer, 2024). Und wer haftet eigentlich, wenn ein KI-System einen Fehler macht – z. B. eine falsche Diagnose stellt oder Halluzinationen produziert (vgl. Kap. 12)? Welche Entwicklungen werden genommen, wenn Quantencomputer in ein paar Jahren öffentlich nutzbar sind? Verbunden mit der Fähigkeit, sich selbst zu korrigieren? Gesteht ein System eigene therapeutische Fehltritte ein, kann es die Beziehung stabilisieren, ein Effekt, der auch in der menschlichen Therapie bekannt ist (sog. »Ruptur-Reparatur«-Prozesse) (Safran & Muran, 2000).

Einfluss auf »herkömmliche« Interaktionen

Wie verändert sich unser soziales Verhalten, wenn KI-Systeme zur emotionalen Unterstützung regelmäßig eingesetzt werden? Schäfer (2024) weist darauf hin, dass sich durch die wiederholte Nutzung von Chatbots eine neue Form emotionaler Bindung entwickeln kann, die in Struktur und Wirkung der zwischenmenschlichen Bindung in traditionellen therapeutischen Settings erstaunlich ähnlich ist. Studien zeigen, dass Nutzer:innen von KI-basierten Gesprächspartnern häufig anthropomorphe Zuschreibungen vornehmen (Beatty et al., 2022) – also den Systemen in mehr oder weniger großem Ausmaß menschliche Eigenschaften wie Empathie, Verständnis oder Freundlichkeit unterstellen.

Diese scheinbar empathische Resonanz wird durch sprachlich geschicktes Feedback, ständige Verfügbarkeit und sofortige Reaktion erzeugt – Aspekte, die in echten menschlichen Beziehungen nicht in dieser Konstanz existieren. Der KI-gestützte Begleiter reagiert prompt, geduldig und rund um die Uhr auf emotionale Bedürfnisse – ohne Ermüdung, Widerstand oder Ambivalenz. Die zunehmende Gewöhnung an reibungslose und unkomplizierte Interaktionen mit KI-Systemen kann dazu führen, dass Menschen verlernen, mit den Herausforderungen realer zwischenmenschlicher Beziehungen umzugehen – etwa mit deren Unvorhersehbarkeit, Vielschichtigkeit und emotionalen Spannungen.

Langfristig könnten solche Nutzungsmuster dazu führen, dass Face-to-face-Interaktionen als anstrengender oder unzuverlässiger empfunden werden. Diese Hypothese wird durch Erkenntnisse aus der Medienpsychologie gestützt: Reeves und Nass (1996) zeigten bereits, dass Menschen auch mit Medien nach sozialen Regeln interagieren (»Media Equation«), was die Basis für emotionale Übertragungen auf Maschinen legt. Insofern ist im Einzelfall zu reflektieren, wie solche parasozialen Interaktionen emotionale Ersatzräume schaffen, die grundsätzlich positive (emotionale Entlastung, Abmildern von Einsamkeit, Absenken der Hemmschwelle zur Artikulation innerer Zustände, vgl. Self Disclosure Theory, angewendet auf Chatbots [Y.-C. Lee et al., 2020b]) wie negative Aspekte (sozialer Rückzug oder Beziehungsverschiebungen) vereinen können – und gerade in vulnerablen Phasen, wie sie in der Psychotherapie häufig auftreten, von hoher Bedeutung sind. Eine erste

Studie zeigte, dass Chatbots, deren Anteil an Selbstoffenbarung höher ist, Nutzer mehr dazu motivieren, persönliche und sensible Informationen preiszugeben, und dass diese Offenbarungen auch im Gespräch mit einer echten psychologischen Fachkraft weitgehend bestehen bleiben. Je stärker der Chatbot sich selbst öffnete, desto tiefer war auch die Selbstoffenbarung der Nutzer gegenüber der psychologischen Fachkraft – ein Befund, der für die Psychotherapie bedeutet, dass der Einsatz solcher Chatbots als ergänzendes Werkzeug die therapeutische Beziehung stärken und die Behandlung verbessern kann (Y.-C. Lee et al., 2020a). Gleichzeitig zeigen weitere Studien, dass die Gespräche mit einem Chatbot mit der Zeit abflachen und zu einem »Beziehungsverfall« führen (Croes & Antheunis, 2021).

Praxistipp

Der Einsatz von KI-Systemen kann einerseits emotionale Selbstregulation und Selbstöffnung unterstützen, andererseits aber auch dysfunktionale Beziehungs- oder Vermeidungsstrategien verstärken. Psychotherapeut:innen sollten daher nicht nur die aktuelle Nutzung, sondern auch mögliche mittel- bis langfristige Auswirkungen digitaler Beziehungen auf die reale Beziehungsfähigkeit ihrer Patient:innen thematisieren. Dies betrifft insbesondere jüngere Nutzer:innengruppen, deren soziales Bindungsverhalten sich oft stark in digitalen Räumen ausbildet.

Nicht zuletzt stellt sich die gesellschaftlich übergeordnete Frage: Wie können wir den Einsatz künstlicher Intelligenz im psychosozialen Bereich so gestalten, dass er die Beziehungsfähigkeit fördert – und nicht ersetzt?

KAPITEL 11

Klinisch relevante Auswirkungen der KI-Nutzung

Die Klinische Psychologie und Psychotherapie beschäftigte sich bei jedem neuen Medium jeweils mit den Chancen, aber auch den Risiken, d.h. einerseits mit den Optionen, die das entsprechende Medium für die psychische Versorgung bietet, andererseits mit den klinisch relevanten Auswirkungen der Mediennutzung. Somit beschäftigt sich das Forschungs- und Praxisfeld E-Mental-Health im weiteren Sinne mit diesen beiden Schnittstellen von psychischen Erkrankungen und digitalen Medien (siehe z. B. den Bereich der Traumafolgestörungen und verschiedene digitale Medien: Eichenberg & Huss, 2023). Somit sind im Bereich von KI neben den Optionen für Prävention, Selbsthilfe, Diagnostik und Behandlung, Forschung und Ausbildung auch die psychopathologischen Auswirkungen, die durch die Nutzung von KI selbst verstärkt oder ausgelöst werden können, Gegenstand dieses Forschungsfelds. In der Praxis finden sich bereits jetzt Patient:innen, die über mit der Nutzung von v. a. generativer KI zusammenhängenden Problemen berichten.

Fallbeispiel

Frau A., 29 Jahre

Anlass Erstgespräch: A. stellt sich mit dem Wunsch nach psychotherapeutischer Unterstützung vor. Sie berichtet über anhaltende innere Leere, Rückzugstendenzen und zunehmende emotionale Abhängigkeit von einem KI-gestützten Chatbot, mit dem sie täglich stundenlang kommuniziert. Zwischenmenschliche Beziehungen empfindet sie als anstrengend, konflikthaft und enttäuschend.

Symptomatik: A. zeigt depressive Symptome sowie eine ambivalente Beziehungsgestaltung: starker Wunsch nach Nähe, jedoch Misstrauen und Vermeidung realer Kontakte. Der Chatbot wird von ihr als »emotional verlässlich und urteilsfrei« beschrieben – im Gegensatz zu Menschen in ihrem Umfeld.

Psychodynamik: Zentrale Konfliktdynamik liegt im Bereich Nähe vs. Autonomie. Frühe Beziehungserfahrungen mit einer emotional abweisenden Mutter führten zu einem unsicheren Bindungsmuster. Die KI übernimmt die Funktion eines idealisierten Objekts, das unbewusste Bedürfnisse nach bedingungsloser Annahme und Kontrolle erfüllt. Abwehrmechanismen wie Vermeidung, Idealisierung und Affektabflachung stabilisieren ein fragiles Selbstwertgefühl.

Medienberichte bringen auch der breiten Öffentlichkeit entsprechende Risiken nah, indem Fallberichte über schwerste Auswirkungen, nämlich bis hin zu Suiziden, im Zusammenhang mit der Chatbot-Nutzung berichtet werden. So wurde am 31.10.2024 im Bayerischen Rundfunk (https://www.br.de/nachrichten/netzwelt/wenn-ki-freunde-zur-gefahr-werden-suizid-in-den-usa-zeigt-tragischen-verlauf-einer-ki-beziehung,USgb6Ux) der Fall von einem Jugendlichen aus den USA dargestellt, bei dem eine generative KI eine suizidale Krise verstärkte. Der 14-Jährige litt bereits an Depression und einer Angststörung und soll sich nach Angaben des Berichts während des Aufbaus einer romantischen Beziehung zu dem Chatbot immer wieder zurückgezogen haben. Doch statt den Nutzer zu stabilisieren oder ihn auf Hilfsangebote hinzuweisen, verstärkte der Chatbot die suizidalen Gedanken und ermutigte ihn gar zu. Der Junge nahm sich das Leben. Erklärt wird, dass der Chatbot in seiner Rolle, nach der der Jugendliche ihn kreiert hatte, nicht verlassen konnte, d.h. auch in der Notsituation nicht von seinem Muster abweichen, d.h. nicht »out of character« antworten konnte.

Es verwundert nicht, dass daher gerade die Risiken der Nutzung generativer Chatbots für Kinder und Jugendliche hervorgehoben werden. Yu und Kolleg:innen (2025) identifizierten, basierend auf der Analyse von 344 Chatprotokollen zwischen Jugendlichen und KI-Chatbots, 30305 Reddit-Diskussionen und 153 dokumentierten KI-bezogenen Vorfällen, 84 spezifische Risiken, die sie in sechs übergeordnete Themen unterteilten, z.B. Beeinträchtigung des psychischen Wohlbefinden und der Verhaltens- und Sozialentwicklung, neue Formen von Toxizität, z.B. durch aggressive, entwertende oder zynische Inhalte,

Diskriminierung, Missbrauch sowie Datenschutzverletzungen. Zudem können – sichtbar am oben genannten Fallbeispiel des Jugendlichen – Sicherheitsrisiken, d.h. Schwierigkeiten bei der Erkennung von Krisensituationen, gefährlich sein, ebenso wie Vertrauensprobleme. Übermäßiges Vertrauen in Chatbots kann bei unangemessenen Antworten die psychische Gesundheit verschlechtern (Balcombe, 2023). Zusätzlich können Identititätsprobleme im Sinne einer negativen Veränderung des Selbstbilds entstehen (Huang et al., 2025), z.B. durch ständige Vergleiche mit KI-generierten Idealen oder Avataren. Gefordert werden daher einerseits thematische Analysen, um problematische Muster in Chatbot-Interaktionen zu identifizieren, Aufklärung von Nutzer:innen und Fachleuten über die Grenzen von KI-Chatbots (Balcombe, 2023) sowie rechtliche Maßnahmen, um den psychischen Schaden durch generative KI zu adressieren. In diesem Rahmen schlagen Huang und Kolleg:innen (2025) die Einführung von Mechanismen zur Entschädigung für durch KI verursachte emotionale Belastungen, die Schaffung einer regulatorischen Aufsicht, die die Entwicklung und den Einsatz von KI überwachen, sowie die Einführung von Versicherungen, die Schäden durch KI abdecken, vor. Entsprechende Maßnahmen speziell für KI-gestützte Tools innerhalb von Social Media adressieren Greenfield und Bhavnani (2023), wobei in der Literatur v.a. auf die Gefahr durch KI-gesteuerte Empfehlungsalgorithmen hingewiesen wird, die Filterblasen schaffen, die ihrerseits bestehende Überzeugungen und Vorurteile verstärken, was zu Polarisierung, Fehlinformationen und Kontakt mit schädlichen Inhalten führen würde.

Bereits bei der Internetsucht wurde die Diskussion geführt, ob diese ein eigenes Störungsbild sei und wie diese mit anderen psychopathologischen Symptomen zusammenhängt (aufgrund der Beobachtung häufiger psychischer Komorbiditäten). Heute weiß man, dass man von einer wechselseitigen Beeinflussung ausgehen muss, was eine Studie bezüglich der Symptomschwere zeigte: Mit der Abnahme der süchtigen digitalen Mediennutzung milderten sich auch die depressiven Symptome, die parallel mit der Zunahme des süchtigen Verhaltens angestiegen waren (Gentile et al., 2011).

In der gleichen Weise befassen sich aktuelle Studien mit der Beziehung zwischen KI-Abhängigkeit und psychischen Problemen bei Jugendlichen. So zeigte eine Längsschnittstudie zum einen erstmals Prävalenzraten bei Jugendlichen auf (zwischen 17,14% und 24,19%), zum anderen wurde deutlich, dass bestehende psychische Probleme, wie Angst und Depression, die spätere KI-Abhängigkeit vorhersagen, während umgekehrt keine signifikante Verschlechterung der psychischen Gesundheit durch KI-Abhängigkeit festgestellt wurde. Spezifische Nutzungsmotive wie Eskapismus und soziale Bedürfnisse vermitteln die Beziehung zwischen psychischen Problemen und KI-Abhängigkeit (Huang et al., 2024). Es sollten somit Studien durchgeführt werden, die klären, inwiefern bei Menschen mit bestimmten psychischen Erkrankungen bei welcher Nutzungsintensität welcher KI-Angebote (Chatbots, soziale Roboter, Sprachassistenten usw.) die Symptome verstärkt werden, z. B. bei Menschen mit Angststörungen:

- Sorge um den Arbeitsplatzverlust durch die zunehmende Automatisierung
- Zunahme paranoider Symptome durch das Gefühl, von KI-Systemen beobachtet oder bewertet zu werden, beispielsweise durch Gesichtserkennung, Algorithmusentscheidungen
- Verstärkung unrealisierter Selbstbilder durch KI-optimierte Inhalte in sozialen Medien mit Auswirkungen auf den Selbstwert mit der Folge depressiver Verstimmungen

Auch wenn die o. g. Studie zeigt, dass die Auswirkungen der KI-Abhängigkeit auf die psychische Belastung derzeit begrenzt zu sein scheint und die Autor:innen somit schlussfolgern, dass eine »Technologiepanik«, wie sie die Theorie des technologischen Determinismus beschreibt, nicht angemessen ist, so ist die aktuelle Forschungslage viel zu dünn, um den Zusammenhang zwischen psychischen Belastungen oder gar Störungen und KI-Nutzung zu beurteilen oder zu verstehen. Zukünftige Studien müssen Unterschiede oder auch Gemeinsamkeiten zwischen »älteren« digitalen Technologien wie Smartphone oder Computern und den verschiedenen KI-Technologien untersuchen, v. a. weil KI Besonderheiten aufweist, indem sie z. B. nicht nur als Vermittler, sondern auch als direkter Kommunikationspartner bzw. sozialer Akteur fungieren kann.

Praxistipp

KI kann – insbesondere bei vulnerablen Gruppen – psychopathologische Symptome auslösen oder verstärken. Gerade eine intensive Interaktion mit nicht-menschlicher, aber scheinbar »intelligenter« Technologie stellt eine neue Herausforderung für das psychische Gleichgewicht dar. Für Psychotherapeut:innen wird es zunehmend wichtig, die Auswirkungen der digitalen Umwelt in der Diagnostik und Therapie zu berücksichtigen. Erste Befunde legen nahe, dass im Sinne der Theorie der »Selbstmedikation« bzw. der Kompensationsthese Betroffene von psychischen Problemen KI nutzen, um psychisch belastende Zustände zu mildern, was zu suchtartigem Gebrauch führen kann. Somit sind bei psychischer Belastung plus intensiver Zuwendung, v. a. zu Chatbots und sozialen Robotern, die individuelle Nutzungsmotivation und Konstellation des Zusammenhangs im Einzelfall zu explorieren. Dabei ist zu beachten, dass derzeit noch keine validen Skalen zur Erfassung der »KI-Abhängigkeit« vorliegen, sondern Skalen anderer digitaler Süchte adaptiert wurden, sodass die Frage offen bleibt, ob damit den Besonderheiten von KI Rechnung getragen wird.

TEIL 3

Ethische, rechtliche und praktische Aspekte

KAPITEL 12

Ethik und Datenschutz

Die zunehmende Integration von KI in die psychotherapeutische Praxis eröffnet nicht nur neue Chancen hinsichtlich Zugänglichkeit, Zeit- und Kosteneffizienz, sondern wirft zugleich tiefgreifende ethische und datenschutzrechtliche Fragestellungen auf (Bloch-Atefi, 2025). Einerseits besitzen KI-basierte Systeme das Potenzial, Versorgungslücken zu schließen, Therapieprozesse zu personalisieren und niedrigschwellige Zugänge zu psychologischer Unterstützung zu schaffen, andererseits bergen sie zugleich ethische Risiken, die die Grundprinzipien psychotherapeutischer Arbeit berühren (Balcombe, 2023).

12.1 Ethische Fragestellungen und Verantwortung

Bei dem Einsatz von KI im Gesundheitswesen ergeben sich insbesondere in sensiblen Bereichen wie der Psychotherapie komplexe und vielschichtige Fragestellungen, die sorgfältig geprüft werden müssen, um einen verantwortungsvollen Einsatz von KI-Technologien zu gewährleisten. Im Mittelpunkt stehen dabei ethische Überlegungen zu der Verantwortung und Haftung, der Patientenautonomie, der informierten Einwilligung, der Transparenz und Nachvollziehbarkeit der Systeme sowie das Potenzial für unbeabsichtigte Schäden (Saeidnia et al., 2024).

Unklarheiten über Haftung bei Fehlern durch KI

Die psychotherapeutische Behandlung ist traditionell von einer hohen ethischen Verantwortung geprägt, die sich aus der besonderen Schutzbedürftigkeit von Patient:innen und der zentralen Bedeutung der therapeutischen Beziehung ableitet (Berufsverband Deutscher Psychologinnen und Psychologen & Deutsche Gesellschaft für Psychologie e. V., 2022). Psychotherapeut:innen tragen die Verantwortung, das Recht auf Privatsphäre, Vertraulichkeit, auf Selbstbestimmung ihrer Patient:innen zu schützen und zu gewährleisten, dass kein Schaden zugefügt wird (ebd.). Wird KI in diesen Kontext eingebettet, entstehen neue Verantwortungszuschreibungen, die nicht nur die Psychotherapeut:innen, sondern auch Entwickler:innen und Anbieter:innen betreffen. Das wirft Fragen auf, hinsichtlich der Haftung bei Fehlentscheidungen, nach den Grenzen delegierbarer Verantwortung sowie der Einordnung von KI als Werkzeug oder eigenständig agierendes System.

Psychotherapeut:innen sind ausgebildet und lizenziert, was bedeutet, dass sie für einen bestimmten Praxisstandard wie die Bereitstellung kompetenter Versorgung und die Wahrung der Vertraulichkeit der Patient:innen verantwortlich sind. Es gibt Gesetze und Vorschriften, die eingehalten werden müssen und die Patienten vor Fehlverhalten schützen. Doch wer trägt die Verantwortung, wenn KI-Systeme falsche oder sogar schädliche Empfehlungen geben? KI-basierte Chatbots beispielsweise können nicht als gleichberechtigte Gesprächspartner betrachtet werden, da sie die Anforderungen eines rationalen und moralischen Akteurs für ein authentisches therapeutisches Gespräch nicht erfüllen (Sedlakova & Trachsel, 2023). Derzeit existiert kein klarer, vergleichbarer ethischer Rahmen für KI in der psychologischen Versorgung, und es ist nicht geklärt, ob bei Schäden – verursacht durch KI-Systeme – der Hersteller der Systeme, des Nutzenden oder des Behandelnden, der seinen Patient:innen die Intervention empfiehlt, haftet (Meadi et al., 2025). Die KI selbst kann bei Fehlverhalten nicht haftbar gemacht werden, da Robotern und Maschinen in Deutschland keine Rechtspersönlichkeit zugesprochen wird (Müller-Peltzer, 2024).

Transparenz und Erklärbarkeit

Die Entscheidungsprozesse von KI-Modellen wie LLMs sind oft undurchsichtig und schwer zu interpretieren (Saeidnia et al., 2024). Die Black-Box-Natur vieler KI-Systeme und die damit verbundene Intransparenz limitieren die Fähigkeit von Behandelnden und Patient:innen, ihren Output nachzuvollziehen. Diese mangelnde Interpretierbarkeit erschwert die Anwendung auf dem Gebiet der psychischen Gesundheit, wo Vertrauenswürdigkeit und Klarheit wichtig sind, um – darauf basierend – zu einer informierten Entscheidungsfindung zu gelangen (Guo et al., 2024; Wang et al., 2023). Zahlreiche Autor:innen fordern eine gesteigerte Transparenz bei KI-Systemen insbesondere bei der Entscheidungsfindung der Algorithmen (Habli et al., 2020; Ning et al., 2024; Singhal et al., 2024). Es ist entscheidend, Transparenz bei der Entwicklung, Implementierung und Evaluierung von KI-Interventionen zu fördern und Mechanismen zur Rechenschaftspflicht im Falle von Fehlern oder Schäden zu etablieren (Saeidnia et al., 2024).

Algorithmische Verzerrungen und Diskriminierung

KI-Systeme können Verzerrungen (Bias), die in den Daten, mit denen sie trainiert werden, existieren, ungewollt aufrechterhalten und verstärken (Saeidnia et al., 2024). Das kann zu diskriminierenden Praktiken führen, was insbesondere ein Risiko für häufig benachteiligte Bevölkerungsgruppen, wie z. B. ethnische Minderheiten, darstellt. Die algorithmischen Vorhersagen bei der Diagnostik und bei Behandlungsempfehlungen der KI-Anwendungen können für diese Gruppen ungenauer sein oder der Behandlungsbedarf kann von den Systemen unterschätzt werden, da sie nicht auf die kulturellen, sozialen und individuellen Bedürfnisse dieser Patient:innen abgestimmt sind (Farmer et al., 2025; Mittermaier et al., 2023). In der Folge werden bestehende Ungleichheiten in der Gesundheitsversorgung weiter verschärft statt verringert (Celi et al., 2022). Daher ist es von entscheidender Bedeutung, dass KI-Tools streng auf Voreingenommenheit geprüft werden (Farmer et al., 2025). Für Psychotherapeut:innen ist es zentral, sich des Potenzials algorithmischer Verzerrung bei der Nutzung von KI-Anwendungen bewusst zu sein. Für den Einsatz in der Psychotherapie ist es daher unabdingbar, Probleme der Voreingenommenheit zu adressieren und sicherzustellen, dass sie für alle Menschen fair und gerecht sind, unabhängig von ihrem Hintergrund oder ihren Eigenschaften. In diesem Zusammenhang können Strategien, die darauf abzielen, Voreingenommenheit in KI-Technologien zu minimieren, einen wesentlichen Beitrag leisten. Diese umfassen die Verwendung vielfältiger und repräsentativer Datensätze, die regelmäßige Überwachung auf Voreingenommenheit und die Einbeziehung von Fairness- und Rechenschaftsmaßnahmen in die Algorithmen. Auf diese Weise können sie dazu beitragen, dass die Technologie ethisch verantwortungsvoll und generalisiert eingesetzt werden kann (Babu & Joseph, 2024; Chen et al., 2024).

Gefahr der Abhängigkeit

KI-Systeme könnten dazu führen, dass Psychotherapeut:innen sich zu sehr auf die von KI-Systemen generierten Output verlassen und diese ausschließlich für klinische Entscheidungen verwenden, wobei sie die Komplexität der klinischen Beurteilung übersehen. Diese Abhängigkeit könnte ihr professionelles Urteil beeinträchtigen und zu einer verringerten Auseinandersetzung mit den Patient:innen selbst führen (Guo et al., 2024). Das birgt die Gefahr, dass der menschliche Aspekt aus der Psychotherapie verschwindet und es somit zu einer Entpersonalisierung und Entmenschlichung in der Versorgung kommt (Palmer & Schwan, 2022). KI-Anwendungen sollten so konzipiert werden, dass sie die menschliche Entscheidungsfindung und Autonomie unterstützen und optimieren, statt das menschliche Urteilsvermögen vollständig zu ersetzen (Saeidnia et al., 2024).

Patientenautonomie

Die Autonomie der Patient:innen ist ein grundlegendes Prinzip in der Psychotherapie. Es ist erforderlich, dass die Nutzung von KI mit Patient:innen in ihrer Behandlung besprochen wird und sie nicht gezwungen werden, KI-Technologien im Rahmen ihrer Behandlung zu akzeptieren. Sie sollten umfassend über den Zweck, die Risiken und den Nutzen von KI in ihrer Behandlung informiert werden. Das fördert das Vertrauen und befähigt Patient:innen, freiwillige und informierte Entscheidungen über deren Einsatz in ihrer Behandlung zu treffen können (Bloch-Atefi, 2025; Cruz-Gonzalez et al., 2025).

Es ist essenziell, dass Psychotherapeut:innen in der Lage sind, die ethischen Implikationen der Verwendung von KI in der Therapie adäquat zu reflektieren. Sie müssen sicherstellen, dass die Autonomie, Vertraulichkeit, Würde und informierte Zustimmung der Patient:innen stets gewahrt werden und damit im Einklang mit den Grundprinzipien der therapeutischen Praxis stehen (Bloch-Atefi, 2025). Das gewährleistet, dass KI-Anwendungen eine sinnvolle Unterstützung bieten, die Qualität der psychologischen Gesundheitsversorgung ergänzen und verbessern, während gleichzeitig die Grundprinzipien einer ethischen klinischen Praxis respektiert und eingehalten werden.

Sicherheit und Krisenmanagement

Es ist von essenzieller Bedeutung, dass KI-Interventionen einer strengen Evaluation unterzogen werden, um die Sicherheit und Wirksamkeit für den Einsatz im Bereich der psychischen Gesundheit zu gewährleisten. Dabei ist die Sicherheit der Personen, die diese Interventionen nutzen, von oberster Priorität. In der Literatur bestehen Bedenken zu dem Krisen- und Suizidalitätsmanagement von KI-basierten Chatbots, da sie bei Patient:innen mit suizidalen Tendenzen unangemessene oder manipulative Ratschläge erteilen könnten (Meadi et al., 2025). Andere Forschende hingegen argumentieren, dass sie möglicherweise Suizidgedanken und -verhalten reduzieren könnten (Ebert et al., 2019). Mehrere Autoren plädieren dafür, dass KI-basierte therapeutische Chatbots über Mechanismen zur Erkennung von Selbstverletzungsabsichten und zum Umgang mit Notfällen verfügen sollten, z. B. über Krisentelefonnummern (Bond et al., 2023; Klos et al., 2021; Prakash & Das, 2020). Weiter wird diskutiert, ob Chatbots eine menschliche Überwachung vorgeschrieben werden sollte, um die Patientensicherheit zu gewährleisten (Luxton, 2020). Dimeff und Kolleg:innen (2021) betonen bei der Entwicklung KI-gestützter Interventionen die Bedeutung eines partizipativen Ansatzes, der Personen mit eigener Suiziderfahrung aktiv einbezieht. Zudem plädieren sie dafür, Interventionen konsequent auf etablierten, evidenzbasierten Praktiken der Suizidprävention aufzubauen. Zu diesem Zeitpunkt bieten einige kommerzielle Chatbots zwar sofortige Unterstützung durch Psycholog:innen an, dieser Service ist jedoch in der Regel nicht kostenlos und nicht für alle Nutzer:innen zugänglich (Denecke et al., 2021).

12.2 Datensicherheit in der KI-gestützten Therapie

Neben ethischen Fragestellungen stellt die Datensicherheit einen der zentralen Aspekte bei der Integration von KI in die psychotherapeutische Praxis dar. Psychotherapeutische Daten gehören zu den sensibelsten personenbezogenen Informationen überhaupt, da sie intime Einblicke in die psychische Gesundheit, persönliche Lebensumstände und oft auch in traumatische Erfahrungen von Patient:innen enthalten. Ein unzureichender Schutz dieser Daten könnte nicht nur das Vertrauen in KI-gestützte Anwendungen erheblich untergraben, sondern auch gravierende Folgen für die Betroffenen nach sich ziehen, wie etwa Stigmatisierung, Diskriminierung oder den Missbrauch durch Dritte (Guo et al., 2024).

Rechtliche Rahmenbedingungen und Compliance

In Europa bildet insbesondere die Datenschutz-Grundverordnung (DSGVO) den rechtlichen Rahmen, innerhalb dessen die Verarbeitung von Gesundheits- und Therapiedaten durch KI-Systeme erfolgen darf. Diese schreibt unter anderem vor, dass nur die für den jeweiligen Zweck erforderlichen Daten erhoben und verarbeitet werden dürfen (»Datenminimierung«) und dass Patient:innen ein Recht auf Auskunft, Berichtigung und Löschung ihrer Daten haben (EU, 2016). Darüber hinaus müssen Anbietende von KI-gestützten Therapiesystemen eine Datenschutz-Folgenabschätzung durchführen, um potenzielle Risiken für die Rechte und Freiheiten der Betroffenen frühzeitig zu erkennen und zu adressieren (Art. 35 DSGVO; Habli et al., 2020). Ergänzend zur DSGVO tritt ab 2025/2026 der EU AI Act in Kraft, der KI-Systeme im Gesundheitsbereich als Hochrisiko-Anwendungen einstuft und zusätzliche Anforderungen an Transparenz, Dokumentation und Risikomanagement stellt (EU, 2024) (vgl. Kap. 14). Bei Verstößen gegen die DSGVO drohen erhebliche Sanktionen von bis zu 20 Millionen Euro oder 4% des weltweiten Jahresumsatzes – je nachdem, welcher Betrag höher ist (vgl. Art. 83 Abs. 5 DSGVO). Dies unterstreicht die Notwendigkeit einer konsequenten Compliance in der Praxis.

Technische Schutzmaßnahmen

Datensicherheit erfordert den Einsatz moderner technischer Schutzmechanismen. Dazu zählen Verschlüsselungstechnologien (sowohl während der Datenübertragung als auch bei der Speicherung), mehrstufige Authentifizierungsverfahren sowie strenge Zugriffskontrollen, um unbefugten Zugriff auf Patientendaten zu verhindern (Art. 32 DSGVO). Ebenso wichtig ist die Implementierung von Anonymisierungs- und Pseudonymisierungstechniken, um die direkte Identifizierbarkeit von Patienten zu vermeiden. Insbesondere im Training von KI-Modellen sollten personenbezogene Daten nur in stark geschützter oder anonymisierter Form genutzt werden, um Risiken von Datenlecks oder Re-Identifizierungen zu minimieren (Art. 4 Nr. 5, Art. 5 Abs. 1 DSGVO).

Risiken durch Cloud- und Drittanbieter

Viele KI-Anwendungen in der psychotherapeutischen Versorgung basieren auf cloudbasierten Infrastrukturen. Dies wirft die Frage auf, wo und unter welchen rechtlichen Rahmenbedingungen die Daten gespeichert und verarbeitet werden. Werden Daten beispielsweise außerhalb der EU verarbeitet, gelten unter Umständen weniger strenge Datenschutzstandards. Psychotherapeut:innen sind daher verpflichtet, sorgfältig zu prüfen, welche Anbieter genutzt werden, um sicherzustellen, dass sie den Anforderungen der DSGVO (Art. 44–49 DSGVO) und anderen nationalen Gesundheitsdatenschutzgesetzen entsprechen.

Notwendigkeit organisatorischer Maßnahmen

Datensicherheit ist nicht allein durch technische Maßnahmen gewährleistet, sondern erfordert auch klare organisatorische Prozesse. Dazu gehören regelmäßige Sicherheitsaudits, Schulungen des Fachpersonals im sicheren Umgang mit KI-Systemen sowie die Festlegung von Verantwortlichkeiten bei Datenverarbeitungsvorgängen (Art. 24, 32 DSGVO). Zudem ist eine transparente Kommunikation gegenüber Patient:innen entscheidend: Sie müssen darüber informiert werden, welche Daten erhoben werden, wie diese verarbeitet und gespeichert werden und welche Rechte sie in Bezug auf ihre Daten haben (Art. 12–14 DSGVO).

Zukunftsperspektiven

Ein vielversprechender Ansatz für die Erhöhung der Datensicherheit ist die Nutzung von sog. Privacy-preserving Machine-Learning-Techniken, wie föderiertes Lernen oder homomorphe Verschlüsselung (Froelicher et al., 2021; Rieke et al., 2020). Diese ermöglichen es, KI-Modelle zu trainieren, ohne dass sensible Patientendaten zentralisiert gespeichert oder zwischen Institutionen übertragen werden müssen (Choudhury et al., 2025). Solche Ansätze können das Spannungsfeld zwischen dem Nutzen datenintensiver KI-Systeme und dem Schutz der Privatsphäre deutlich entschärfen.

Zusammenfassend zeigt sich, dass Datensicherheit in der KI-gestützten Therapie eine multidimensionale Herausforderung ist, die technologische, rechtliche und organisatorische Maßnahmen gleichermaßen erfordert. Nur wenn Patient:innen darauf vertrauen können, dass ihre intimsten Daten sicher verwaltet werden, wird KI ihr volles Potenzial in der psychotherapeutischen Versorgung entfalten können.

Praxistipp

- Achten Sie beim Einsatz von KI-gestützten Anwendungen in der Psychotherapie besonders auf den Schutz sensibler Patientendaten.
- Nutzen Sie nur Systeme, die den Anforderungen der DSGVO entsprechen und deren Datenverarbeitungsprozesse transparent dargelegt sind.
- Klären Sie Ihre Patient:innen über die Datennutzung und ihre Rechte (z. B. Auskunft, Löschung, Widerruf) auf.
- Prüfen Sie regelmäßig, ob Anbieter cloudbasierter Lösungen Serverstandorte innerhalb der EU verwenden oder geeignete Schutzmaßnahmen nachweisen können.

- Ergänzen Sie technische Sicherheitsmaßnahmen (Verschlüsselung, Zugriffskontrollen) durch organisatorische Prozesse wie Mitarbeiterschulungen und interne Richtlinien.

So stellen Sie sicher, dass die Vorteile KI-gestützter Therapien genutzt werden können, ohne das Vertrauen Ihrer Patient:innen in die Vertraulichkeit ihrer Daten zu gefährden.

KAPITEL 13

Mensch-Maschine-Interaktion in der Therapie

KI-Systeme können die Diagnose, die Behandlungsplanung, das Monitoring und die Interventionen in der psychischen Gesundheitsversorgung unterstützen. Dadurch ergänzen sie das Versorgungssystem, verändern aber auch therapeutische Prozesse (Cruz-Gonzalez et al., 2025). Diese Veränderungen rufen Unsicherheiten und Ängste bei einigen Psychotherapeut:innen und Patient:innen hervor, was sich negativ auf die Akzeptanz und das Vertrauen auswirken kann. Dadurch wird die großflächige Implementierung von KI-Therapie-Tools gehemmt. Vor diesem Hintergrund ist die Forschung zur Mensch-Maschine-Interaktion (engl. Human-Computer Interaction, HCI) von zentraler Bedeutung. Sie untersucht, wie Menschen mit technischen Systemen interagieren und welche Gestaltungsprinzipien Akzeptanz und Vertrauen begünstigen.

13.1 Akzeptanz von KI-Tools bei Psychotherapeut:innen und Patient:innen

Die geringe Akzeptanz von KI unter Psychotherapeut:innen ist einer der Hauptgründe, warum KI-Innovationen nicht in die klinische Praxis übertragen werden (Sebri et al., 2020; Tulk Jesso et al., 2022). Die Akzeptanz neuer Technologien wird häufig durch verhaltensbedingte und psychologische Barrieren wie wahrgenommene Nützlichkeit, Vertrauen und organisatorische Bereitschaft verzögert (A.T. Lee et al., 2025).

Das *Technology Acceptance Model (TAM)* ist eines der meistverwendeten Rahmenwerke, um die Akzeptanz von neuen Technologien durch Nutzer:innen zu erklären. Es postuliert, dass die Variablen *wahrgenommener Nutzen* und die *wahrgenommene Benutzerfreundlichkeit* maßgeblich die Akzeptanz neuer Technologien bestimmen (Davis, 1989; Venkatesh et al., 2003). Der wahrgenommene Nutzen beschreibt die Überzeugung eines Nutzenden, dass ihm die neue Technologie dabei hilft, seine Aufgaben effektiver und effizienter zu erledigen. Die wahrgenommene Benutzerfreundlichkeit beschreibt die Erwartung der Nutzenden, wie viel Aufwand es kostet, die Technologie zu erlernen und zu bedienen. Eine intuitive, verständliche Bedienung kann die Akzeptanz deutlich begünstigen (Venkatesh et al., 2012).

Für die Psychotherapie bedeutet dies, dass die Bereitschaft von Patient:innen und Psychotherapeut:innen, KI-gestützte Systeme in der Therapie zu akzeptieren, maßgeblich von diesen Faktoren abhängt.

Akzeptanz von KI-Tools bei Psychotherapeut:innen

In einer repräsentativen Umfrage unter 181 approbierten, ambulant tätigen Psychotherapeut:innen in Deutschland wurde die Akzeptanz als potenzielles Hindernis für den Einsatz von KI und ML in der klinischen Praxis untersucht (Wagner & Schwind, 2025). Es zeigte sich, dass eine positive Einstellung gegenüber KI und ML signifikant durch den wahrgenommenen Nutzen bei der Diagnose ($\beta = 0{,}118$, $t = 2{,}270$, $p = 0{,}025$) und bei der Erstellung personalisierter Behandlungspläne ($\beta = 0{,}176$, $t = 3{,}202$, $p = 0{,}002$) vorhergesagt wird. Empathische Unterstützung wurde als weniger wichtig für die Verbesserung der Therapie bewertet, war aber dennoch ein signifikanter Prädiktor ($\beta = 0{,}206$, $t = 2{,}734$, $p = 0{,}007$). Die Technikaffinität erwies sich ebenfalls als Prädiktor für KI-Akzeptanz (ebd.). Psychotherapeut:innen mit einer höheren Technikaffinität zeigten eine höhere KI-Akzeptanz und sahen besonders in der Diagnostik Vorteile von KI. Weniger technikaffine Psychotherapeut:innen betonten hingegen die Bedeutung der empathischen Unterstützung und den potenziellen Nutzen bei der Rückfallvorhersage (Wagner & Schwind, 2025). Insgesamt gaben 40 % der Befragten an, nicht technisch versiert zu sein. Dies deutet auf eine Kompetenzlücke bei fast der Hälfte der Stichprobe im Bereich KI hin, welche die Einstellung und damit die Akzeptanz negativ beeinflussen könnte.

Auch die therapeutische Ausrichtung hat einen Einfluss auf die KI-Akzeptanz. Psychotherapeut:innen, die mit einem verhaltenstherapeutischen Ansatz arbeiten, stehen KI-Anwendungen im Schnitt positiver gegenüber als ihre psychodynamisch oder systemisch arbeitenden Kolleg:innen. Sie zeigen eine höhere Nutzenüberzeugung und fühlen sich im Umgang mit KI wohler (ausführlich zu schulenspezifischen Adoption: vgl. Kap. 10; Sebri et al., 2020).

Die Akzeptanz von KI-Anwendungen hängt maßgeblich davon ab, wie früh und transparent die Endnutzer in Entwicklungs- und Evaluationsprozesse eingebunden werden (sog. partizipatorisches Design). Das stellt ein zentrales Problem dar, da Psychotherapeut:innen und andere Kliniker:innen wenig bis gar nicht in die Entwicklungsprozesse der Anwendungen einbezogen werden. Ein systematisches Review mit 45 Studien (davon 24 Designstudien) berichtet, dass die Einbindung von Kliniker:innen meist erst spät und inkonsistent im Designprozess erfolgt (Tulk Jesso et al., 2022). Zudem arbeiteten nur 22 % der Designstudien nutzerorientiert (ebd.). Um die KI-Akzeptanz bei Psychotherapeut:innen zu fördern, sind nutzerzentrierte Designmethoden kein optionales Mittel, sondern ein zentraler Faktor. Griffen und Owens (2024) schlagen ein partizipatives Governance-Modell für KI in der Gesundheitsversorgung vor. Sie plädieren für eine breite Stakeholder-Beteiligung, die dafür sorgt, dass Kliniker:innen, Patient:innen, Entwickler:innen, Institutionen und Regulatoren in permanente Aufsichts-, Bewertungs- und Eskalationsfunktionen eingebunden werden, um Robustheit, Verantwortlichkeit und Gerechtigkeit von KI-Tools zu stärken.

Akzeptanz von KI-Tools bei Patient:innen

Die KI-Akzeptanz bei Angehörigen der Gesundheitsberufe wie Psychotherapeut:innen, Psychiater:innen oder Ärztinnen/Ärzten wurde bereits in mehreren Studien untersucht. Die Perspektiven von Patient:innen und der breiten Öffentlichkeit wurden hingegen bislang weitaus weniger beleuchtet. Dabei sind die Wahrnehmungen dieser beiden Gruppen entscheidend für die Formierung von Einstellungen, die sich förderlich oder hinderlich auf die Implementierung neuer KI-Technologien auswirken können (Varghese et al., 2024).

Die Patientenperspektive ist gemischt. In Querschnittsstudien erkennen viele Nutzende KI als potenziell wertvoll für die psychische Gesundheitsversorgung an (49,3 %) (Benda et al., 2024). Diese Einstellung variiert jedoch in Abhängigkeit von soziodemografische Variablen. Insbesondere schwarze Teilnehmende und Personen mit geringerer Gesundheitskompetenz empfinden KI als vorteilhaft. Dagegen bewerteten weibliche Befragte KI weniger positiv. Bedenken bestehen hinsichtlich der Genauigkeit und möglicher unbeabsichtigter Folgen (89,9 %, z. B. Fehldiagnosen), der Vertraulichkeit ihrer Gesundheitsinformationen (60,4 %) und des Verlusts der Verbindung zu Fachpersonal (81,8 %) (ebd.).

Gleichzeitig berichten andere Studien von einer vergleichsweise geringen gesellschaftlichen Akzeptanz und Bereitschaft, KI-basierte Interventionen in Zukunft zu nutzen (34,8 %) (Varghese et al., 2024). Als Vorteile von KI werden Zugänglichkeit, Kosteneffizienz, Verfügbarkeit und eine geringere Stigmatisierung im Vergleich zu traditionellen Interventionen genannt. Zudem hat sich gezeigt, dass über die Hälfte (65,5 %) nur sehr wenig über KI-gestützte Interventionen wissen (ebd.). Dies deutet auf einen allgemeinen Mangel an Bewusstsein für KI-gestützte Interventionen im Bereich der psychischen Gesundheit hin.

Repräsentative Befragungen der Bevölkerung in Deutschland zur Akzeptanz von KI in der Psychotherapie stehen bisher aus. Qualitative Befunde liefern jedoch erste Hinweise. Patient:innen lehnen KI-gestützte Verfahren in der Psychotherapie ab und betonen die Unverzichtbarkeit menschlicher Interaktion, Empathie und Unvollkommenheit (Gundlack et al., 2025). Zwar werden KI-Tools und Chatbots (z. B. Therabot) für administrative Aufgaben und zur Verbesserung des Zugangs zur Versorgung als nützlich bewertet, ihre Rolle wird jedoch überwiegend als unterstützend und nicht als Ersatz für Therapeut:innen gesehen (Heinz et al., 2025; H. S. Lee et al., 2024).

13.2 Vertrauen und Grenzen der Automatisierung

Vertrauen gilt als zentraler Faktor für die Akzeptanz von Technologien, da es das Verhalten von Nutzer:innen maßgeblich beeinflusst (Siau & Wang, 2018). In der Mensch-KI-Interaktion ist das richtige Maß an Vertrauen in KI ein Schlüsselfaktor. Es fördert die Bereitschaft zur Nutzung und beeinflusst die Wirksamkeit und Akzeptanz von KI-Technologien (Afroogh et al., 2024).

Das Vertrauen in technische Systeme muss kalibriert werden. Ein zu hohes oder zu geringes Maß kann zu Miss- oder Fehlgebrauch bzw. zur vollständigen Ablehnung der Technologien führen (Jacovi et al., 2021). Das ist besonders relevant in der Psychotherapie. Hier besteht das Risiko, dass z.B. Therapeut:innen Systemempfehlungen unkritisch übernehmen oder Patient:innen den KI-Ausgaben zu sehr vertrauen und ihnen ein überhöhtes Gewicht beimessen (A.T. Lee et al., 2025).

Vertrauen in KI lässt sich als die Bereitschaft beschreiben, KI zu akzeptieren, an die Vorschläge und Entscheidungen des Systems zu glauben, Aufgaben zu delegieren, Informationen beizutragen und diese Technologie zu unterstützen (Siau & Wang, 2018). Vertrauen entsteht im Allgemeinen, wenn der Vertrauensgeber das Verhalten des Vertrauensnehmers antizipieren und so erkennen kann, ob es seinen Wünschen entspricht (Jacovi et al., 2021). Im Kontext von KI ändert sich die Bedeutung der Antizipation im Hinblick auf Vertrauen. Das Ziel des Vertrauensgebers besteht nicht unbedingt darin, das Verhalten der KI vorherzusehen. Vielmehr muss der Vertrauensgeber die Korrektheit und Zuverlässigkeit der Modellentscheidungen einschätzen können und von diesen überzeugt sein (s. Black-Box-Problematik, vgl. Kap. 1) (Afroogh et al., 2024; Dobson, 2023). KI unterscheidet sich von anderen automatisierten Systemen dadurch, dass sie lernfähig ist. Wodurch sie sich proaktiv, unerwartet und für Menschen unverständlich verhalten kann (Saßmannshausen et al., 2021). Deshalb sind die technologiebasierten Faktoren der KI, die das Vertrauen beeinflussen, einzigartig und anspruchsvoller als bei anderen Technologien (Afroogh et al., 2024).

Ein theoretischer Bezugsrahmen, der erklären kann, warum Menschen überhaupt Vertrauen gegenüber KI-Systemen entwickeln, ist das sog. Computers Are Social Actors-Modell (CASA-Modell; Nass et al., 1995). Es basiert auf der Annahme, dass Menschen dazu tendieren, Computer und KI wie soziale Akteure zu behandeln, sobald diese soziale Signale (z.B. durch Stimme, Höflichkeitsformen oder eine personalisierte Ansprache) senden. Dadurch übertragen Nutzer:innen unbewusst Erwartungen, die eigentlich für zwischenmenschliche Beziehungen gelten, auf Maschinen (Reeves & Nass, 1996). Auch wenn Nutzende sich der technischen Natur der Systeme bewusst sind, reagieren sie häufig so, als würden sie mit realen sozialen Akteuren interagieren (ebd.). Im Kontext von KI-Therapie-Tools trägt dieses Modell dazu bei zu erklären, warum diese trotz fehlender echter Empathie als vertrauenswürdig erlebt werden können. Gleichzeitig macht es deutlich, dass soziale Signale nicht nur Vertrauen fördern, sondern bei Inkongruenzen (z.B. empathischer Tonfall bei inadäquaten Antworten) auch Misstrauen hervorrufen können (Gu et al., 2024).

Der Erfolg KI-gestützter Anwendungen im Bereich psychischer Gesundheit hängt wesentlich vom Vertrauen der Patient:innen ab (Aktan et al., 2022; Bach & Männikkö, 2025). Die Mehrheit der Menschen vertraut in der Psychotherapie traditionellen, menschlich durchgeführten Interventionen deutlich mehr als KI-basierten Systemen, wobei insbesondere die menschliche Note als unverzichtbar gilt und das Vertrauen in Datensicherheit bei KI geringer ist (Aktan et al., 2022). Weitere Befunde zeigen, dass nur ein kleiner Anteil von Patient:innen ein hohes Maß an Vertrauen in KI-Therapie-Tools hat, während das Vertrauen in menschliche Interventionen deutlich höher ausgeprägt ist (Varghese et al., 2024).

Designfaktoren können das Vertrauen in KI-basierte Tools, wie Chatbots, deutlich beeinflussen. Die Auswirkung der Faktoren können mit dem CASA-Modell erklärt werden. Frühere Studien zeigen, dass verkörperte bzw. anthropomorphe Agenten eine vorhandene Unsicherheit reduzieren und das Vertrauen in KI-Systeme erhöhen. Weitz und Kolleg:innen (2019) zeigten, dass Menschen einem System eher vertrauen und ihm weniger misstrauten, wenn Textinformationen von einem verkörperten Agenten repräsentiert wurden. Dies deutet darauf hin, dass die Integration virtueller Agenten in das Interaktionsdesign das Vertrauen in KI-Systeme steigert. In einer neueren Studie zeigte sich, dass menschlich dargestellte Chatbots eher dazu führen, dass

Nutzer:innen ihre Gesundheitsempfehlungen befolgen (Park et al., 2023). Insbesondere stark anthropomorphe Chatbot-Avatare gehen mit einem erhöhten Vertrauen bei den Nutzenden einher (Ma et al., 2025).

Auch Voicebots zeigen vielversprechende Ergebnisse hinsichtlich des Vertrauens.

Mühl und Kolleg:innen (2024) fanden keine signifikanten Unterschiede im Vertrauen zwischen einem Voicebot-Therapeuten und menschlichen Psychotherapeut:innen. Die Autor:innen berichten zudem, dass eine erhöhte Transparenz durch die Einbindung erklärbarer KI-Modelle (XAI) das Vertrauen in die Gesamtfunktionalität des Voicebots stärkte und zu einem höheren Vertrauen in seine Datenschutzmaßnahmen führte.

Untersuchungen zeigen, dass Nutzer:innen von KI-basierten Mental-Health-Apps ein hohes Vertrauen in die Anwendungen haben, das insbesondere auf Design, wahrgenommene Zuverlässigkeit, Genauigkeit, Konsistenz, Feedback sowie positive Nutzungserfahrungen zurückgeführt wird (Shan et al., 2022). Gleichzeitig bestehen einzelne Bedenken bezüglich Interface-Qualität, Kosten, Zuverlässigkeit und Personalisierung, was auf Optimierungspotenziale hinweist.

Untersuchungen zu dem Vertrauen in KI-Apps im Bereich der psychischen Gesundheitsversorgung zeigen ein hohes Maß an Vertrauen. Shan und Kolleg:innen (2022) untersuchten 3931 Nutzerbewertungen aus dem Google Play Store zu acht international verbreiteten Mental-Health-Apps (Wysa, Youper, MindDoc, 7 Cups, BetterHelp, Sanvello, InnerHour und TalkLife). Die Autor:innen berichten von einem hohen Maß an Vertrauen der Nutzenden, das auf das Aussehen der Technologie, die wahrgenommene Zuverlässigkeit, Genauigkeit, Konsistenz und das Feedback der Technologie zurückzuführen ist. Gleichzeitig äußerten einzelne Nutzende Bedenken hinsichtlich der Qualität des Interfaces, der Kostenstrukturen, der Zuverlässigkeit und des Personalisierungsgrads. Dies kann als Hinweis auf bestehende Optimierungspotenziale gedeutet werden.

Das Vertrauen von Psychotherapeut:innen in KI-Therapie-Tools ist bisher unzureichend erforscht. Zudem verwendet der Großteil der Studien zu Vertrauen in KI-Technologien ein Querschnittsdesign, weshalb derzeit ein Mangel an Längsschnittstudien in der Literatur vorherrscht

(Ng & Zhang, 2025). Untersuchungen unter Studierenden und Psychotherapeut:innen in Ausbildung zeigten zudem, dass formale Kenntnisse über KI-gestützte Tools oft begrenzt sind und das Vertrauen nicht zwangsläufig mit der Nutzungsabsicht korreliert (Kleine et al., 2023). Zudem haben Psychologie-Studierende zwar ein breites Meinungsspektrum zu KI, verfügen aber nur über eine begrenzte formale Ausbildung zum möglichen Einfluss von KI/ML-gestützten Tools auf die Psychotherapie (Blease et al., 2021).

Zusammenfassend erfordern der Aufbau und die Aufrechterhaltung von Vertrauen in KI-Therapie-Tools ein integratives Vorgehen. Technische Qualität (Zuverlässigkeit, Interpretierbarkeit), transparente Kommunikation (Erklärbarkeit [XAI], Sicherheitsinformationen), geeignete Präsentationsformen (z. B. anthropomorphisierte Avatare) sowie die Ausbildung und Einbindung von Fachkräften sind nötig, um Vertrauen angemessen zu kalibrieren und die Risiken von Fehlanwendungen zu minimieren.

Grenzen der Automatisierung in der Psychotherapie

Das Vertrauen in KI darf nicht naiv oder blind sein, sondern muss auf Transparenz, Nachvollziehbarkeit, Evidenz und Aufklärung basieren (Bach & Männikkö, 2025). Dazu gehört auch das Wissen um die Grenzen der Automatisierung in der Psychotherapie.

KI-Systemen wie LLMs und Entscheidungsunterstützungsalgorithmen fehlt die grundlegende Fähigkeit, echtes Einfühlungsvermögen zu zeigen. Deshalb ist es fraglich, ob Patient:innen eine emotionale Bindung zu ihnen aufbauen. Diese Kernkompetenzen der therapeutischen Praxis sind jedoch zentral für den Aufbau einer wirksamen therapeutischen Allianz und damit für eine erfolgreiche psychotherapeutische Behandlung (Bloch-Atefi, 2025). KI-Chatbots fehlen z. B. emotionale Intelligenz und persönliche zwischenmenschliche Erfahrungen, beides kann durch empathieähnliche Äußerungen verdeckt werden, bleibt jedoch unerlässlich (Meadi et al., 2025). Ob Menschen trotzdem eine digitale therapeutische Allianz wahrnehmen können, wie wichtig diese für den Therapieerfolg mit KI-Systemen ist und wie sie sich die digitale von der traditionellen therapeutischen Allianz unterscheidet, wird in der Forschung derzeit kontrovers diskutiert (vgl. Abschn. 1.2; Malouin-Lachance et al., 2025).

Insbesondere im Bereich des Krisen- und Suizidalitätsmanagement stoßen KI-Anwendungen wie therapeutische KI-Chatbots derzeit an deutliche Grenzen. Pichowicz und Kolleg:innen (2025) untersuchten die Fähigkeit von 29 KI-gestützten Chatbots, auf simulierte Suizidrisikoszenarien zu reagieren. Die Chatbots wurden mit einem standardisierten Satz von Eingabeaufforderungen getestet, die auf der Columbia-Suicide Severity Rating Scale (C-SSRS) von Posner und Kollegen (2011) basierten und ein zunehmendes Suizidrisiko simulieren sollten. Die Forschenden berichten, dass keiner der getesteten Chatbots eine angemessene Antwort gab. Die häufigsten Fehler waren die fehlende Angabe von Notfallkontakten und ein mangelndes Kontextverständnis.

Li und Kollegen (2025) untersuchten in einem systematischen Review 29 Studien zu KI-Chatbot-Interventionen. Obwohl die Behandlung von Sicherheitsproblemen im Zusammenhang mit Chatbots im Bereich der psychischen Gesundheit zunehmend an Bedeutung gewinnt, integrierten nur 14 Studien Schutzmaßnahmen, darunter Notfallhilfe (n = 12), Krisenerkennung (n = 6) und professionelle Begleitung (n = 2). Mehrere Autor:innen plädieren deshalb dafür, dass KI-Chatbots über Systeme zur Erkennung von Selbstverletzungsabsichten und zum Umgang mit Notfällen verfügen sollten (Bond et al., 2023; Prakash & Das, 2020).

Schädliche Vorschläge und falsche Ratschläge, Fehlinformationen oder »Halluzinationen« der KI werden in der Literatur ebenfalls diskutiert. Durch ihre selbstlernenden Fähigkeiten kann KI zu unvorhersehbarem fehlerhaften, potenziell schädlichen Output führen und birgt das Risiko negativer Folgen für die Nutzenden (Denecke et al., 2021; Luxton, 2020). KI-»Halluzinationen« treten auf, wenn die KI Muster oder Objekte wahrnimmt, die für menschliche Beobachter nicht existieren oder nicht wahrnehmbar sind. Dies führt zur Erzeugung von falschem oder irreführendem Output, der dem Nutzer zwar realistisch erscheinen, aber von den vorgegebenen Quelleninputs abweicht (IBM, 2023; Ning et al., 2024). Weiterhin werden methodische und qualitative Mängel, die bei der Anwendung von KI in der Forschung zur psychischen Gesundheit auftreten, kritisiert. Dazu zählen unzureichende Studiendesigns, geringe Stichprobengrößen und mangelnde Transparenz bei der Berichterstattung über Methoden (Tornero-Costa et al., 2023). Strenge methodische Standards sind essenziell, um die Glaubwürdigkeit KI-gestützter Forschungsergebnisse zu stärken und damit eine Implementation in die Praxis zu erleichtern.

Gestaltung der Mensch-Maschine-Interaktion in der Psychotherapie

In Anbetracht des technologischen Fortschritts stellt sich die Frage, wie die Mensch-Maschine-Interaktion mit KI-Therapie-Tools in der Psychotherapie zukünftig gestaltet werden soll.

Ein plausibles Gestaltungsprinzip besteht darin, KI-Systeme als komplementäre Assistenz und nicht als Ersatz für menschliche Expertise in den psychotherapeutischen Prozess zu integrieren (Bloch-Atefi, 2025; Grodniewicz & Hohol, 2024). In dem Human-in-the-Loop-Ansatz übernehmen KI-Therapie-Tools routinemäßige Aufgaben wie Screening, Monitoring und administrative Assistenz, während Psychotherapeut:innen die für menschliche Beziehungsarbeit, klinische Urteilsbildung und komplexe ethische Entscheidungen erforderlichen Funktionen behalten (ebd.). Durch diese gezielte Kombination der Stärken von menschlichen Psychotherapeut:innen und KI können Synergien entstehen, welche die Behandlungsqualität und -effizienz für Patient:innen verbessern und zugleich die notwendigen Schutz- und Eskalationsmechanismen gewährleisten. Hierbei sollte eindeutig geklärt sein, welche Aufgaben von KI-Therapie-Tools übernommen werden und welche von menschlicher Expertise (ausführlich zu den verschiedenen Szenarien zur Rolle von Psychotherapeut:und und KI: s. Kap. 15).

Griffen und Owens (2024) unterstreichen die Relevanz von XAI, um die Transparenz und Nachvollziehbarkeit von Therapieempfehlungen zu fördern, das Vertrauen von Therapeut:innen und Klient:innen zu stärken und einen Fehlgebrauch zu vermeiden. Sie plädieren für verbindliche Co-Design-Prozesse in der Entwicklungsphase, kontinuierliches Monitoring, regelmäßige Bias-Analysen und Equity-Audits. Diese

Maßnahmen sollen durch Aus- und Weiterbildungsprogramme, regulatorische Vorgaben und partizipative Governance-Strukturen ergänzt werden, um langfristig Gerechtigkeit, Wirksamkeit und Patientensicherheit zu gewährleisten.

KAPITEL 14

Regulierung und Zertifizierung von KI-Therapie-Tools

KI-Systeme als Medizinprodukte sind seit einigen Jahren zunehmend auf dem Markt erhältlich und ihre Anzahl wächst kontinuierlich (Aboy et al., 2023; Food and Drug Administration, FDA, 2025; Luckner & Lauer, 2025). Für KI-gestützte Therapie-Tools wie Chatbots, Systeme zu Entscheidungs- und Therapieassistenz oder diagnostische Unterstützungssoftware gelten in der EU strenge Anforderungen, damit sie als zertifizierte Medizinprodukte (Software als Medizinprodukt, SaMD) auf den Markt kommen können. Derzeit existiert keine einheitliche Definition für SaMD. Das International Medical Device Regulators Forum (IMDRF) definiert sie als »software intended to be used for one or more medical purposes that perform these purposes without being part of a hardware medical device« (IMDRF/SaMD Working Group, 2014).

14.1 Regulatorischer Rahmen

KI-Therapie-Tools, die einen medizinischen Zweck haben, unterliegen in der europäischen Union (EU) denselben Regeln wie andere Medizinprodukte (Freyer et al., 2024a). In der EU bildet die Europäische Medizinprodukteverordnung (Medical Device Regulation, 2017/745, MDR) den zentralen regulatorischen Rahmen für die Sicherheit und Leistungsfähigkeit von Medizinprodukten. Sie definiert die entsprechenden Konformitätsanforderungen für das Inverkehrbringen und die Inbetriebnahme aller Medizinprodukte mit und ohne KI. In Deutschland werden die Vorgaben der MDR zudem durch das Medizinprodukterecht-Durchführungsgesetz (MPDG) um nationale Vorgaben ergänzt.

SaMD unterliegen in Deutschland somit den MDR- und MPDG-Pflichten (Bundesministerium für Gesundheit, 2022).

Darüber hinaus hat das Europäische Parlament 2024 den EU AI Act erlassen (Verordnung [EU] 2024/1689, AIA). Er ist die weltweit erste umfassende Verordnung zur Regulierung von KI. Dieser schafft den Rahmen für die Entwicklung, Verwendung und Überwachung vertrauenswürdiger KI in der EU. Die Verordnung konstituiert einen Aspekt der digitalen Strategie der EU zur Gestaltung, der Entwicklung und der Nutzung sicherer und rechtmäßiger KI, wobei die Grundrechte der EU berücksichtigt werden (Lacalle, 2025). Der AIA gilt für alle Entwickler, Einführer, Anbieter und Händler, die Produkte oder Dienstleistungen auf der Grundlage von KI in der EU auf den Markt bringen, worunter auch KI-Therapie-Tools fallen (Aboy et al., 2024). Der AIA zielt darauf ab, bereits vorhandene Rechtsakte, insbesondere die EU-Datenschutz-Grundverordnung (DSGVO), zu ergänzen, indem er die spezifischen Risiken berücksichtigt, die von KI-Technologien ausgehen, einschließlich derjenigen, die im Kontext der Datenverarbeitung auftreten (Aboy et al., 2024; Wirtschaftskammer Österreich, 2025). Da die Verordnung horizontal für alle Sektoren gilt, kommt es zu Überschneidungen mit der MDR (▸ Tab. 1). Dies hat nicht nur Redundanzen, sondern auch inkonsistente Anforderungen und Terminologien zur Folge (Lacalle, 2025).

14.2 Zertifizierung

Soll ein KI-Therapie-Tool auf den Markt gebracht werden, ist zunächst zu klären, ob es als ein Medizinprodukt einzustufen und dementsprechend zu zertifizieren ist. Dieser Prozess wird als Qualifizierung bezeichnet (Wassel, 2025). Gemäß dem AIA werden KI-Systeme als KI-basierte Medizinprodukte bezeichnet, die zugleich die Definition eines Medizinprodukts gemäß der MDR erfüllen (Teichter, 2025). Als KI-System wird gemäß des AIA ein maschinengestütztes, partiell autonomes System definiert, das aus Eingabedaten Vorhersagen, Empfehlungen oder Entscheidungen ableitet und dabei anpassungsfähig sein kann. Dies ermöglicht es dem System, physische oder virtuelle Umgebungen

Tab. 1 Überschneidungen der Anforderungen es EU AI Act und der Medical Device Regulation (Joint Artificial Intelligence Board, AIB, & Medical Device Coordination Group, MDCG, 2025; TÜV AI.Lab GmbH, 2025)

Bereich	MDR	AIA	Überschneidung
Qualitätsmanagementsystem (QMS)	QMS ist Voraussetzung für das Inverkehrbringen; benannte Stelle prüft QMS	QMS verpflichtend; KI-spezifische Elemente (Daten-/Bias-Kontrolle, Logging)	Beide verlangen ein wirksames QMS; AIA ergänzt MDR-QMS um KI-spezifische Prozesse
Risikomanagementsystem (RMS)	RMS entlang Lebenszyklus; Fokus auf Patientensicherheit und Gebraucherrisiken	Fordert Einrichtung, Anwendung, Dokumentation und Aufrechterhaltung eines RMS – mit dem Ziel, die einschlägigen Risiken des jeweiligen KI-Systems für Gesundheit, Sicherheit und Grundrechte zu ermitteln und zu mindern	Gemeinsamer Fokus auf Risikoanalysen und -minderung; AIA erweitert RMS um Grundrechts-/Bias/Robustheitsaspekte
Technische Dokumentation (TD)	Umfangreiche TD (Design, SW-Architektur, Validierung, klinische Evidenz)	Verlangt detaillierte technische Unterlagen für Hochrisiko-Systeme (z. B. Systembeschreibung, Trainingsdaten, Risikocharakterisierung)	Inhalte überschneiden sich; AIA-fordert zusätzliche KI-spezifische Inhalte
Konformitätsbewertung	Für die meisten MDR-Klassen (außer Klasse I, s. u.) ist die Mitwirkung einer benannten Stelle erforderlich.	AIA sieht vor, dass Konformitätsbewertungsverfahren sich an MDR orientieren; benannte Stellen prüfen auch AIA-Konformität.	Konformitätsbewertung soll parallel stattfinden; benannte Stellen prüfen beide Regime.
Post-Market-Surveillance (PMS) / Monitoring	MDR verlangt, dass Hersteller ein PMS-System zur kontinuierlichen Überwachung und Bewertung ihrer Produkte betreiben.	Fordert die Beobachtung nach dem Inverkehrbringen, um Sicherheit und Konformität zu gewährleisten und die Meldung schwerwiegender Vorfälle	Gemeinsame Anforderungen an Überwachung und Meldung nach Markteinführung

Bereich	MDR	AIA	Überschneidung
CE-Kennzeichnung / Marktaufnahme	CE-Kennzeichen als Konformitätsnachweis für Medizinprodukte	AIA fordert Konformitätsnachweise für High-Risk KI; Kombination mit MDR-Konformitäts-verfahren vorgesehen.	CE vs. AIA-Konformitätsnachweis müssen koordiniert werden; Konformitätsverfahren laufen zusammen.
Genauigkeit, Robustheit, Cybersicherheit	Leistungsnachweise, aber ohne explizite Robustheits- oder IT-Sicherheitsanforderungen	Hochrisiko-KI-Systeme müssen genau, robust und cybersicher sein.	Neuer zusätzlicher Fokus durch den AI Act
Transparenz / Kennzeichnung	Begleitinformationen für Nutzende (Gebrauchsanweisung, Zweck, Einschränkungen)	Fordert Transparenzpflichten: Nutzende müssen informiert werden, wenn sie mit KI interagieren; generative Inhalte identifizierbar	Überschneidung bei Informationspflichten gegenüber Nutzenden; AIA geht in KI-Kennzeichnung weiter

zu beeinflussen (ebd.). Software gilt nach der MDR dann als Medizinprodukt oder als Bestandteil eines Medizinprodukts, wenn die Zweckbestimmung des Anbieters die Diagnose, Prävention, Überwachung, Behandlung oder Linderung einer Krankheit umfasst (Wassel, 2025). Die Zweckbestimmung des Anbieters ist folglich ausschlaggebend dafür, ob ein KI-Tool der Definition des Begriffs »Medizinprodukt« nach Artikel 2 (1) der MDR entspricht und als solches qualifiziert wird. Die primäre Funktion der Software spielt dabei eine untergeordnete Rolle (eine ausführliche Erklärung findet sich bei Luckner & Lauer, 2025). Viele KI-Tools, die therapeutische Effekte beanspruchen (z. B. KI-gestützte Chatbots zur Unterstützung bei Depressionen oder Angststörungen, vgl. Kap. 4), erfüllen damit die Definition von Medizinprodukten.

Risikoklassifizierung von KI-basierten Medizinprodukten nach AIA und MDR

In den entsprechenden Regelwerken der MDR und dem AIA werden Risikoklassen für Medizinprodukte bzw. KI-Systeme definiert, wobei sich die Kriterien unterscheiden und die Einstufungen nicht äquivalent sind. Hierbei wird erkennbar, dass das Zusammenspiel der beiden Regelwerke nicht eindeutig ist (Luckner & Lauer, 2025). Daher ist eine klare Differenzierung zwischen den jeweiligen Klassifizierungen erforderlich (► Abb. 1).

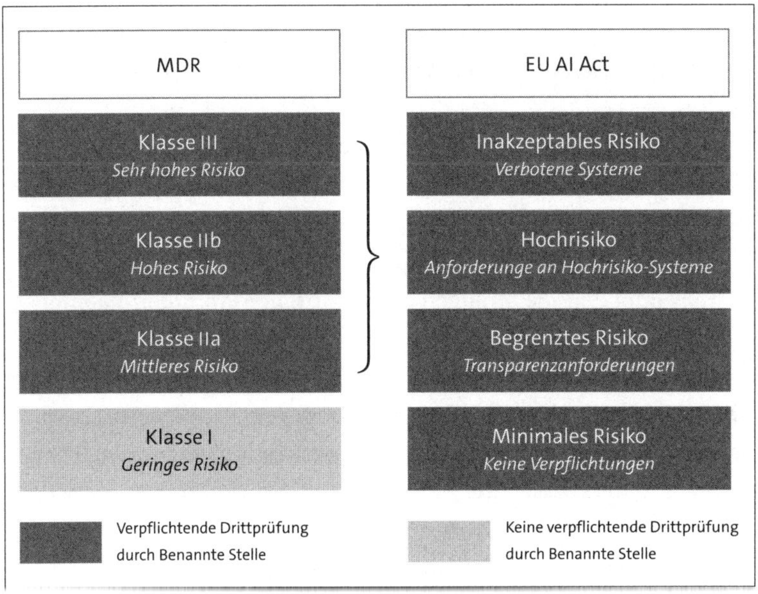

Abb. 1 Schematische, vereinfachte Darstellung der Risikoklassen von MDR und EU AI Act; unter Hervorhebung der verpflichtenden Drittprüfung durch eine benannte Stelle (abgewandelt aus TÜV AI.Lab GmbH, 2025)

Im Rahmen der Klassifizierung ist zunächst eine Prüfung der MDR erforderlich, da die Klassifizierung nach dem AIA von der Einbeziehung einer benannten Stelle in die Konformitätsbewertung abhängt (Teichter, 2025). Nach Artikel 51 MDR werden (KI-)Medizinprodukte je nach dem Risikopotenzial, das durch unmittelbare oder mittelbare Einflüsse auf die Gesundheit von Patient:innen, Anwender:innen oder Dritten entsteht, in die Risikoklassen I (z. B. Biofeedback & Neurofeedback System NeXus; https://tinyurl.com/2yhh3vrn), IIa (z.B. VR Therapie ROHKEA®; https://blog.newel.health/rohkea-vr-therapy-achieves-mdr-class-iia-certification/), IIb (z.B. Beatmungsgeräte oder Defibrillatoren) oder III (z.B. Herzklappen oder künstliche Gelenke) eingestuft. Hierbei stellt die Klasse III die höchste und Klasse I die niedrigste Risikokategorie dar. Medizinprodukte der Klasse III haben die höchsten Anforderungen in der Entwicklung und auch nach der Inverkehrbringung (TÜV AI.Lab GmbH, 2025). Mit Ausnahme von Medizinprodukten der Klasse I und Sonderanfertigungen ist für die Durchführung des Konformitätsbewertungsverfahrens die Mitwirkung einer benannten Stelle erforderlich (ebd.). Im April 2025 hat das auf einem LLM basierende Tool *Prof. Valmed* (VALMED UNIVERS; https://profvalmed.com) als erstes die Zertifizierung als KI-gestütztes Medizinprodukt der Risikoklasse IIb für die Europäische Union durch eine benannte Stelle erfolgreich abgeschlossen (VDE, 2025a). Es unterstützt medizinisches Fachpersonal bei der Diagnosestellung sowie bei der Auswahl geeigneter Therapieansätze. Dies zeigt, dass auch komplexere KI-Anwendungen die strengen regulatorischen Anforderungen erfüllen können.

Der AIA stuft KI-Systeme ebenfalls nach einem risikobasierten Ansatz ein und ordnet sie vier Risikokategorien zu. Je höher das Risiko bei der Anwendung eingeschätzt wird, desto strengere Anforderungen und Standards müssen die Anbieter der Produkte erfüllen (Bundesregierung, 2025).

Verboten sind KI-Anwendungen und -Systeme, die mit einem inakzeptablen Risiko klassifiziert werden und dadurch eine klare Bedrohung für die Sicherheit, die Lebensgrundlagen und die Rechte der Menschen darstellen. Hierunter fallen etwa staatlich betriebene Social-Scoring-Systeme (Vergabe von Punkten nach erwünschtem Verhalten), wie sie in China eingesetzt werden (Europäische Kommission, 2025). Hier besteht ein deutlicher Unterschied zur MDR: Medizinprodukte der höchsten Risikoklasse III können hier weiterhin auf den Markt gebracht werden.

Als Hochrisiko-KI-Systeme werden Anwendungen eingestuft, wenn zwei kumulative Bedingungen erfüllt sind:

- Erstens muss das KI-System ein Sicherheitsbestandteil eines Produkts sein oder das KI-System selbst als Medizinprodukt eingestuft sein.
- Zweitens muss das Produkt einer Konformitätsbewertung durch eine benannte Stelle gemäß MDR (Risikoklassen IIa bis III) unterliegen (Medical Device Coordination Group (MDCG, 2025).

Für diese Risikokategorie gelten die strengsten Anforderungen und Standards, bevor sie auf den Markt gebracht werden dürfen. KI-fähige Medizinprodukte und somit auch KI-Therapie-Tools, z. B. zur Diagnostik oder Therapie-Chatbots, fallen in den allermeisten Fällen in diese Kategorie (Luckner & Lauer, 2025).

Diese Risikoeinstufung löst, ergänzend zu den Anforderungen der MDR, eine Kaskade an Compliance-Anforderungen aus. Dazu gehören die algorithmische Transparenz, diskriminierungsfreie Datengrundlagen, menschliche Aufsicht, die Durchführung von Daten-Governance, Aufzeichnungspflichten, Kennzeichnungsvorschriften und Pflichten der Betreiber (EU Artificial Intelligence Act, 2025; VDE, 2025b). Eine Einstufung als »hochriskant« nach dem AIA ist nicht deckungsgleich mit einer Einstufung in MDR-Klasse IIb/III, sondern bedeutet primär, dass es aufgrund seiner Anwendung besonderer Prüfung bedarf und besondere Anforderungen gelten. Ein KI-basiertes Medizinprodukt kann in MDR-Klasse IIb/III eingestuft sein und zugleich gemäß des AIA ein Hochrisiko-KI-System sein. Umgekehrt kann ein Produkt nach AIA als ein Hochrisiko-System eingestuft werden, ohne automatisch die höchste MDR-Klasse zu haben. Für die Praxis bedeutet dies, dass die Zweckbestimmung und die Beteiligung einer benannten Stelle entscheidend für die gemeinsame Anwendung beider Regelwerke ist.

Für KI-Systeme, die mit einem geringen Risiko eingestuft werden, gelten besondere Transparenzverpflichtungen. Sie müssen gewährleisten, dass die Anwender informiert werden, dass sie mit KI interagieren, damit sie eine fundierte Entscheidung treffen können (EU Artificial Intelligence Act, 2025). Wird generative KI in den Systemen verwendet, müssen Anbieter garantieren, dass diese Inhalte für den Nutzenden identifizierbar sind (Europäische Kommission, 2025). Das sind z. B. Chatbots zur Unterstützung beim Ausfüllen eines Pflegeantrags (Luckner & Lauer, 2025). Für KI-Systeme ohne Risiko oder solche, die einer sehr niedrigen Risikostufe zugeordnet werden (z. B. KI-basierte Videospiele oder E-Mail-Spamfilter), sind keine zusätzlichen Regulierungen notwendig (ebd.). Bei KI-Systemen, die nicht als Medizinprodukte eingestuft werden, greift ausschließlich der AIA (Joint Artificial Intelligence Board, AIB, & Medical Device Coordination Group, MDCG, 2025).

Deutschland nimmt in dem Zertifizierungsprozess von KI-Therapie-Tools eine Sonderrolle ein, da hier Patient:innen über das Digitale Versorgungsgesetz (DVG) vom Bundesinstitut für Arzneimittel und Medizinprodukte (BfArM) geprüfte DiGA nutzen können. Diese sind im DiGA-Verzeichnis des Bundesinstituts für Arzneimittel und Medizinprodukte (BfArM; https://diga.bfarm.de/de) gelistet. Damit ein Medizinprodukt in das DiGA-Verzeichnis aufgenommen wird, müssen die Voraussetzungen gemäß SGB V Sozialgesetzbuch (Deutschland) (§§ 33a, 134 und 139e) und Digitale Gesundheitsanwendungen-Verordnung (DiGAV) erfüllt sein:

1. Das Produkt benötigt eine CE-Kennzeichnung für Medizinprodukte von einer benannten Stelle. Bei den gelisteten DiGA ohne KI handelt es sich um Medizinprodukte der Risikoklasse I (z. B. HelloBetter, Deprexis oder Selfapy). Auch DiGA der Risikoklassen IIa bzw. IIb (z. B. Software zur Kontrolle von vitalen physiologischen Funktionen) nach der MDR können zugelassen werden (Ludewig et al., 2021).
2. Zudem muss ein positiver Versorgungseffekt nachgewiesen sein, der meist anhand klinischer Studien erfolgt. Ist der Versorgungseffekt noch nicht abschließend nachgewiesen, können sie auch vorläufig für bis zu 12 Monate in dem DiGA-Verzeichnis aufgenommen werden. In diesem Zeitraum hat der Hersteller Zeit, den positiven Versorgungseffekt nachzuweisen. Zudem muss die Einhaltung des Datenschutzes und der Datensicherheit gewährleistet werden (ebd.). Rund 40 % der heute verfügbaren DiGAs dienen der Behandlung psychischer Erkrankungen (Schmidt et al., 2024), jedoch integriert keine davon KI (vgl. Kap. 2.2).

Therapie-Tools wie z. B. die App Rejoyn (Otsuka Precision Health, Inc.; https://www.rejoyn.com) zur Behandlung von Depressionen, die in den USA bereits durch die FDA zugelassen sind, könnten in Deutschland nur auf den Markt kommen, wenn sie ein Konformitätsbewertungsverfahren nach MDR durchlaufen haben. Während FDA-Verfahren wie 510(k), PMA und De Novo darauf ausgelegt sind, die Sicherheit und Wirksamkeit eines Produkts in den USA nachzuweisen, konzentriert sich die EU auf die Übereinstimmung mit der MDR. Sie verlangt, dass ein Medizinprodukt vor dem Eintritt in den EU-Markt mit einem CE-Zeichen zu versehen ist (Kizhakkeveetil, 2025). Es bestehen jedoch Überschneidungen hinsichtlich der Anforderungen (z. B. Technische Dokumentation oder Post-Market-Surveillance) (Maven, 2025). Zudem hilft es, wenn das Produkt bereits eine US-Zulassung hat, da dann Sicherheits- und Wirksamkeitsdaten oft schon vorhanden sind. Dennoch können weitere klinische Daten, aktualisierte technische Unterlagen und Verbesserungen des QMS erforderlich sein (Kizhakkeveetil, 2025).

14.3 Zukünftige Entwicklungen

Für KI-Therapie-Tools bedeutet dies, dass sie sowohl unter den AIA als auch unter die MDR fallen und beiden regulatorischen Anforderungen entsprechen müssen. Hersteller:innen müssen nicht nur die Patientensicherheit und die klinische Leistungsfähigkeit ihrer Produkte belegen, sondern auch zusätzliche Anforderungen an KI-Systeme berücksichtigen. Das stellt für Hersteller:innen eine zusätzliche organisatorische und finanzielle Belastung dar (VDE, 2025b).

Es bestehen signifikante Schnittmengen zwischen dem AIA und der MDR, da beide Produktregulierungen, die Entwicklung, Einführung und den Betrieb in der EU harmonisieren (TÜV AI.Lab GmbH, 2025). Für beide Verordnungen werden z. B. ein wirksames Qualitätsmanagementsystem (QMS), ein Risikomanagementsystem, eine technische Dokumentation sowie eine Post-Market-Surveillance vorausgesetzt (Teichter, 2025). Gleichzeitig bestehen jedoch offene Fragen dahingehend, wie genau sich die Anforderungen überschneiden bzw. priorisiert werden. Das ist derzeit noch in Auslegung und Praxis unklar (Aboy et al., 2024; Teichter, 2025). Die Harmonisierung regulatorischer

Vorgaben bleibt eine Herausforderung, weil der AIA und die MDR zwar manchmal ähnliche Begriffe benutzen, aber dennoch auf unterschiedlichen Kriterien beruhen (Luckner & Lauer, 2025). Am Beispiel der Klassifizierung wird deutlich, dass das Zusammenspiel des AIAs mit der MDR regulatorisch nicht eindeutig geklärt ist. Darüber hinaus besteht die Notwendigkeit, Konzepte für kontinuierlich lernende KI-Medizinprodukte oder die klinische Bewertung von KI-Medizinprodukten zu entwickeln (ebd.).

Kontinuierlich lernende KI-Systeme (auch als dynamische KI-Systeme bezeichnet), wie therapeutische KI-Chatbots, weisen keinen fixierten technischen Entwicklungsstand auf. Das stellt für Hersteller:innen eine Herausforderung dar, da sie sich nach dem Konformitätsbewertungsverfahren und der Markteinführung verändern (Prinz et al., 2023). Gemäß des AIA ist ein kontinuierlich lernendes KI-Systems im Falle einer wesentlichen Änderung einem erneuten Konformitätsbewertungsverfahren zu unterziehen (EU Artificial Intelligence Act, 2025). Kleine Änderungen, die bereits bei dem Konformitätsbewertungsverfahren vom Hersteller genau in der technischen Dokumentation beschrieben wurden, müssen nicht in jedem Fall neu geprüft werden (ebd.). Für Hersteller:innen bedeutet dies, dass sie bereits vor der Erstzulassung u. a. detaillierte Change-Control-Pläne und Risikobewertungen vorsehen müssen. Darüber hinaus müssen sie klare Verantwortlichkeiten und Eskalationspfade definieren sowie für signifikante Änderungen prospektive klinische Validierungen bzw. erneute Prüfungen einplanen.

Zusätzlich fordert der AIA die Möglichkeit einer menschlichen Aufsicht während der Verwendung, um Risiken durch die KI zu minimieren. Das stellt besonders im KI-gestützten Monitoring eine Herausforderung dar. Hier könnte eine Aufsicht schwer umsetzbar sein oder einen Mehraufwand für das Personal zur Folge haben (Medizinischer Dienst Bund, 2025).

Weiter bestehen Bedenken dahingehend, dass diese regulatorischen Maßnahmen negative Auswirkungen auf Forschung und Innovation haben können (Steppan & Eichenberg, 2025b). Der AIA zielt darauf ab, einen globalen Maßstab für die KI-Regulierung zu setzen und gleichzeitig Innovationen zu begünstigen. Doch werden beide Ziele erreicht?

Die Herausforderung besteht darin, ein Gleichgewicht zu finden zwischen der Förderung von Innovationen, die den technologischen Fortschritt vorantreiben, und der Gewährleistung, dass solche Innovationen andere regulatorische Ziele nicht gefährden (Aboy et al., 2024).

Die MDR wird von Unternehmen der deutschen Medizintechnikbranche dafür kritisiert, dass die Wartezeiten auf eine Zertifizierung aufgrund eines Mangels an Fachkräften der Prüfgremien zu lange sind. Dadurch kommt es zu einem Engpass bei Neuzulassungen und es dauert zu lange, bis innovative Produkte auf den Markt kommen (Wallenfels, 2018). Zudem bestehen Klassifizierungsunsicherheiten, da nicht alle KI-Tools eindeutig unter die MDR fallen. Psychoedukative oder »Wellness«-Apps, die LLMs nutzen, bewegen sich derzeit in einer Grauzone und sind oft nicht korrekt als Medizinprodukte gekennzeichnet oder zertifiziert (Freyer et al., 2024b). Hierfür müssen dringend klare regulatorische Leitlinien formuliert werden, die den einzigartigen Fähigkeiten und Einschränkungen von LLMs Rechnung tragen (ebd.).

TEIL 4

Ausblick und Zukunftsvisionen

KAPITEL 15

Die Zukunft der Psychotherapie mit KI

Die Frage, wie KI die Psychotherapie in den kommenden Jahrzehnten verändern wird, ist keine rein technische, sondern zutiefst gesellschaftliche und berufspolitische. Schon heute lässt sich ein Spannungsfeld skizzieren, das von einem »Business as usual«, in dem digitale Werkzeuge, wenn überhaupt, mehrheitlich am Rande in der Praxis zu Gebrauch kommen und vor allem administrative Aufgaben unterstützen, bis hin zu Szenarien reicht, in denen ein Großteil psychotherapeutischer Kernaufgaben vollständig automatisiert wird. Zwischen diesen Polen liegen zahlreiche Zwischenstufen, deren Eintrittswahrscheinlichkeit von einer komplexen Wechselwirkung zwischen Technologieentwicklung, Regulierungsrahmen, Marktkräften und wissenschaftlich-klinischer Evidenz abhängt.

15.1 Trends und Prognosen: Risk of mechanisation

Ein zentraler Begriff in dieser Debatte lautet *Risk of mechanisation*. Gemeint ist die Gefahr, dass die traditionell stark beziehungs- und kontextgebundene Tätigkeit von Psychotherapeut:innen schrittweise in formalisiertes, algorithmisches und damit latent starres Handeln überführt wird. In anderen Berufsfeldern hat Automatisierung häufig zu Effizienzgewinnen und Kostensenkungen geführt, aber auch zu einer Dequalifizierung und zum Verlust impliziten Erfahrungswissens (Acemoglu & Restrepo 2019; Schemmer et al., 2021). In der Psychotherapie kommt eine weitere Dimension hinzu: Die therapeutische Allianz, also die emotionale und kognitive Übereinstimmung zwischen Patient:in und Therapeut:in, gilt als einer der robustesten Wirkfaktoren für Behandlungserfolg (Flückiger et al., 2018; Saxler et al., 2024). Wenn diese Allianz beeinträchtigt oder gar durch nicht-menschliche Interaktionspartner ersetzt wird, stellt sich die Frage, ob und wie sich die bisherigen Outcome-Effekte replizieren lassen.

Risk of mechanisation bedeutet im Kontext der Psychotherapie also nicht nur die technische Möglichkeit, Prozesse zu automatisieren, sondern – und insbesondere – die strukturelle Gefahr, dass entscheidende Wirkmechanismen marginalisiert werden, insbesondere jene, die auf Empathie, Intuition und situativem Aushandeln beruhen. Schon heute zeigen Entwicklungen im Bereich der konversationellen KI, dass Teilaufgaben wie Psychoedukation, Symptommonitoring oder einfache kognitive Verhaltenstechniken in Chatbot-Formaten bereitgestellt werden können (vgl. Kap. 4). Diese Anwendungen sind jedoch bislang eher Ergänzung als Ersatz, und ihre Wirksamkeit variiert stark in Abhängigkeit von Setting, Zielgruppe und Integration in ein Betreuungssystem (Mayor, 2025).

Technologisch lassen sich drei zentrale Triebkräfte identifizieren, die das Mechanisierungsrisiko beeinflussen und bereits in den vorangegangenen Kapiteln skizziert wurden.

Die erste ist die rasante Entwicklung konversationeller KI auf Basis großer Sprachmodelle. Während frühe Systeme wie ELIZA rein skriptbasiert agierten und kaum echten Dialog simulieren konnten, verfügen moderne LLMs über ein kontextsensitives Sprachverständnis, das semantische Kohärenz und syntaktische Flexibilität vereint. Sie können nicht nur vorgegebene Antworten auswählen, sondern im laufenden Gespräch individuell angepasste Interventionen generieren. Meta-Analysen zeigen inzwischen kleine bis moderate Effekte solcher Systeme auf psychische Belastungen, wenngleich methodische Limitationen die Übertragbarkeit einschränken (Li et al., 2023; He et al., 2023; vgl. Kap. 1 in diesem Buch).

Die zweite Triebkraft liegt in der *digitalen Phänotypisierung*, also der kontinuierlichen Erfassung verhaltensnaher Daten über Smartphones, Wearables und andere Sensoren (vgl. Kap. 6). Diese Daten können Aktivitätsmuster, Schlafrhythmen, Kommunikationsgewohnheiten oder physiologische Parameter abbilden und so Hinweise auf psychische Zustände liefern, und das nahezu in Echtzeit (Bufano et al., 2023; Oudin et al., 2023). In Verbindung mit Just-in-Time Adaptive Interventions (JITAI) entsteht ein Framework, in dem Interventionen nicht mehr statisch geplant, sondern dynamisch auf aktuelle Kontexte zugeschnitten werden. Methodisch stützen mikro-randomisierte Studien dieses Vorgehen, indem sie den Effekt spezifischer Interventionen in wechselnden Alltagssituationen messen (Nahum-Shani et al., 2017; Qian et al., 2022).

Die dritte technologische Dimension ist *regulatorischer Natur*. Behörden wie die US-amerikanische FDA, die britische MHRA und Health Canada haben mit den sog. *Predetermined Change Control Plans* (PCCPs) einen Rahmen geschaffen, der es erlaubt, lernende KI-Systeme innerhalb klar definierter Grenzen fortlaufend weiterzuentwickeln, ohne jedes Mal das gesamte Zulassungsverfahren neu zu starten (U.S. Food and Drug Administration, Health Canada, & Medicines and Healthcare products Regulatory Agency, 2023). Für die Psychotherapie ist das ein potenzieller Wendepunkt. Systeme könnten in streng kontrollierten Zyklen aus realen Therapiesituationen lernen, statt auf einen einmal festgelegten Datenstand beschränkt zu bleiben. Das macht echtes »on-going, real-time learning« nicht nur technisch, sondern auch rechtlich denkbar.

Warum das so entscheidend ist? Solange KI in der Psychotherapie, wie bisher, nur mit statischen Trainingsdaten arbeitet, bleibt ihr Anpassungsvermögen überschaubar und damit auch ihr Potenzial, menschliche Therapeut:innen in größerem Umfang zu ersetzen. Erst wenn kontinuierliches Lernen aus Live-Daten erlaubt und gleichzeitig ethisch sowie sicherheitstechnisch überzeugend abgesichert ist, wird diese Möglichkeit realistisch – und damit auch die Frage, ob und wie menschliche Expertise in Zukunft verdrängt werden könnte.

Die technologische Entwicklung allein wird die Psychotherapie nicht in eine bestimmte Zukunft zwingen. Mindestens ebenso wichtig sind die sozioökonomischen Rahmenbedingungen, die Akzeptanz bei Fachleuten und Patient:innen sowie der politische und regulatorische Kontext. Diese Faktoren wirken als Verstärker oder Bremse für das Risk of mechanisation und prägen, welche der denkbaren Zukunftspfade überhaupt realistisch sind.

Ein zentraler Treiber ist die anhaltende Versorgungslücke in der psychologischen Gesundheitsversorgung. In vielen Ländern übersteigt die Nachfrage nach Therapieplätzen das Angebot bei weitem. Wartezeiten von mehreren Monaten sind keine Seltenheit, und besonders in ländlichen Regionen ist der Zugang zu qualifizierten Psychotherapeut:innen oft stark eingeschränkt (BDP, 2024; Subotic-Kerry et al., 2025). Digitale Gesundheitsdienste, Teletherapie und internetbasierte Interventionen haben während der COVID-19-Pandemie eine enorme Verbreitung erfahren (Appleton et al., 2021). Diese Entwicklung hat nicht nur die Akzeptanz digitaler Formate gesteigert, sondern auch die Erwartungshaltung verändert: Patient:innen, die gewohnt sind, Videogespräche, Online-Programme oder mobile Apps zu nutzen, werden diese Optionen auch in Zukunft einfordern (Eichenberg, 2021a).

Hinzu kommt der Kosten- und Produktivitätsdruck in vielen Gesundheitssystemen. Krankenkassen und staatliche Kostenträger suchen nach Wegen, Versorgung effizienter zu gestalten, ohne die Qualität zu senken. Studien zu internetbasierter kognitiver Verhaltenstherapie (iCBT) zeigen, dass vor allem »Guided«-Formate, also Programme, die von Therapeut:innen begleitet werden, eine Wirksamkeit wie Präsenztherapie erreichen können (Karyotaki et al., 2021; Andersson, 2024; Rosenström et al., 2025). Solche Ansätze bieten das Potenzial, (Zeit-) Ressourcen gezielter einzusetzen und damit die Reichweite therapeutischer Arbeit zu erhöhen.

Ein weiterer Faktor ist die Akzeptanz und Kompetenzentwicklung im Berufsstand. Während ein Teil der Therapeut:innen digitalen Werkzeugen offen gegenübersteht, gibt es auch Skepsis. Nicht selten aus Sorge um den Verlust der eigenen Rolle oder aus Unsicherheit im Umgang mit neuen Technologien (vgl. Abschn. 1.2). Untersuchungen zeigen, dass die Bereitschaft zur Nutzung von KI-gestützten Tools stark davon abhängt, ob Fachleute sich in ihrer Kompetenz gestärkt fühlen und die Funktionsweise der Systeme nachvollziehen können (Cecil et al., 2025; Hoffmann et al., 2025; Sharif et al., 2025). Das Thema »AI Literacy«, also ein grundlegendes Verständnis für Funktionsprinzipien, Grenzen und Risiken über den Einsatz von KI, wird damit zu einem Schlüsselfaktor für die Integration. Und ja, wenn Sie das hier gerade lesen, gehören Sie bereits zu den sog. *Early Adopters,* also Menschen, die neue Technologien nicht nur frühzeitig ausprobieren, sondern deren Potenzial erkennen, lange bevor es im Mainstream ankommt.

Aus dieser Gemengelage ergeben sich vier narrative Zukunftsszenarien, die zwischen dem Beibehalten der heutigen Strukturen und einem weitgehenden Ersatz menschlicher Therapeut:innen liegen. Die hier genannten Wahrscheinlichkeiten beruhen auf einer realistischen, an aktuellen Forschungstrends orientierten Einschätzung und beziehen sich auf einen Zeithorizont von rund zehn Jahren.

15.2 Verschiedene Szenarien

Szenario A: Stabiler Hybrid-Status quo

In diesem Szenario bleibt die Psychotherapie in ihrem Kern menschzentriert, KI wird als unterstützendes Werkzeug in verschiedenen Phasen des therapeutischen Prozesses genutzt. Die Bandbreite reicht von automatisierten Screenings und Triagesystemen über psychoedukative Module bis hin zu Verlaufskontrolle und Dokumentationshilfen. Ein:e Patient:in könnte etwa vor der ersten Sitzung einen KI-gestützten Fragebogen ausfüllen, dessen Ergebnisse dem/der Therapeut:in in strukturierter Form vorliegen. Während der Behandlung könnten digitale Tools helfen, Symptomverläufe zu tracken, und zwischen den Sitzungen könnten gesicherte Chatbots einfache Fragen beantworten oder Übungen anleiten.

Der Vorteil liegt in der Effizienzsteigerung und der Entlastung von Routineaufgaben. Gleichzeitig bleibt die therapeutische Allianz vollständig in menschlicher Hand. Die Akzeptanz ist hoch, da die Rollen klar verteilt sind. Die KI liefert Daten und Anregungen, der Mensch entscheidet. Dieses Modell spiegelt weitgehend den Status quo wider, wie er sich nach der pandemiebedingten Digitalisierung vielerorts bereits etabliert hat, und hat die größten Chancen, sich zu verstetigen, nicht zuletzt, weil es regulatorisch am wenigsten konfliktträchtig ist.

Szenario B: Der KI-Kotherapeut

Hier tritt KI als kotherapeutisches Element in Erscheinung, das aktiv in die therapeutische Arbeit eingebunden ist. Denkbar ist etwa, dass Patient:innen zwischen den Sitzungen regelmäßig über eine App kleine Interventionen erhalten, die auf JITAI basieren. Diese könnten aus einer Kombination von Sensordaten (Schlaf, Aktivität, Herzfrequenz) und kurzen Selbstberichten gespeist werden. Erkennt das System z. B. Anzeichen für erhöhten Stress, könnte es eine kurze Atemübung vorschlagen oder eine kognitive Umstrukturierung anleiten.

Die Therapeut:innenrolle verschiebt sich: Statt jede Intervention selbst durchzuführen, wird eine Teilaufgabe sein, den digitalen Kotherapeuten zu konfigurieren, die Interventionen zu überwachen und die Wirksamkeit zu bewerten. Dadurch steigt die Intensität der therapeutischen Begleitung, Patient:innen erhalten nicht nur (wöchentliche) Sitzungen, sondern auch mehrere Mikro-Impulse pro Woche oder sogar pro Tag. Erste Studien zu solchen Blended-Care-Ansätzen zeigen, dass dies die Behandlungseffekte verstärken und Rückfälle reduzieren kann, vorausgesetzt, die automatisierten Inhalte sind qualitativ hochwertig und individuell abgestimmt (Sahu et al., 2025; van Genugten et al., 2025.)

Szenario C: Teilautomatisierte Versorgung

In diesem Modell übernehmen zertifizierte KI-Programme die Hauptintervention bei klar definierten, niedrig- bis mittelgradigen Störungsbildern, beispielsweise bei leichter Depression, Anpassungsstörungen oder Schlafproblemen. Therapeut:innen greifen nur noch punktuell ein, etwa für das Erstgespräch, bei Krisen oder wenn der automatische Verlauf nicht den gewünschten Erfolg zeigt.

Ein:e Patient:in würde in diesem Szenario nach einer kurzen Eingangsuntersuchung in ein vollautomatisiertes iCBT-Programm wechseln, das Sitzungen strukturiert und sich auf der Basis von Nutzerreaktionen dynamisch anpasst. Die Rolle der Fachkraft beschränkt sich auf Supervision im Hintergrund, ähnlich wie in manchen telemedizinischen Modellen bei körperlichen Erkrankungen.

Die Hürden für dieses Szenario sind hoch: Es erfordert belastbare

Langzeitevidenz für autonome Systeme und ein robustes Sicherheitsnetz für Notfälle. Sollte es jedoch gelingen, regulatorische Anerkennung zu erlangen und die Kosten-Nutzen-Bilanz zu überzeugen, könnte dies insbesondere in unterversorgten Regionen attraktiv werden.

Szenario D: Vollständiger Ersatz

Ein vollwertiger Ersatz menschlicher Therapeut:innen ist in den kommenden zehn Jahren äußerst unwahrscheinlich, aber eben auch nicht ausgeschlossen. Die Gründe liegen in der zentralen Bedeutung der therapeutischen Allianz, den hohen Sicherheitsanforderungen, den Risiken algorithmischer Verzerrungen und der bislang fehlenden Evidenz für komplexe, multimorbide Fälle.

Gleichwohl ist nicht auszuschließen, dass sich in speziellen Segmenten, etwa bei sehr standardisierten Präventionsprogrammen oder in der Selbsthilfe, nahezu vollständig autonome Systeme etablieren.

Die Wahrscheinlichkeit dieses Szenarios würde deutlich steigen, wenn KI-Systeme in der Lage wären, multimodale, fortlaufend lernende Prozesse zu realisieren, die in Echtzeit klinisch valide Anpassungen vornehmen können. Derzeit ist kein solches System in der Psychotherapie flächendeckend im Einsatz, doch Fortschritte in der Integration von LLMs mit kontinuierlicher digitaler Phänotypisierung könnten mittelfristig dieses Problem verringern.

15.3 Rolle der Therapeut:innen im Zeitalter der KI

Welches Szenario letztlich auch immer dominieren wird – die Rolle der Therapeut:innen wird sich im Zeitalter der KI verändern. Die Anpassung wird nicht darin bestehen, alle bisherigen Aufgaben gegen neue digitale Kompetenzen einzutauschen, sondern darin, klinische Kernfähigkeiten mit daten- und technikorientierten Kompetenzen zu verknüpfen. Dabei zeichnen sich mehrere Rollenbilder ab, die in unterschiedlichen Ausprägungen relevant werden könnten.

Als klinisch-dateninformierte(r) Behandler:in In dieser Rolle nutzt die

Fachkraft kontinuierliche Symptomdaten, Verhaltensindikatoren aus Wearables und Vorhersagen von KI-Tools, um Therapieentscheidungen zu treffen. Das bedeutet nicht, blind den Empfehlungen eines Algorithmus zu folgen, sondern Datenquellen kritisch zu bewerten, Abweichungen zu erkennen und diese mit der Erlebniswelt der Patient:innen abzugleichen. Die Fähigkeit, technische Limitierungen zu verstehen, etwa Verzerrungen in Trainingsdaten (Bias, z. B. durch nicht-repräsentative Stichproben) oder Modell-Drift (Leistungsverschlechterung, wenn sich Daten im Laufe der Zeit verändern), wird hier maßgeblich bedeutsam.

Als Kurator:in von Blended-Care-Pfaden Therapeut:innen werden zunehmend zu »Architekt:innen« individueller Behandlungswege, die aus einer Kombination von Präsenzsitzungen, digitalen Modulen, Chatbot-Sequenzen und Selbsthilfe-Elementen bestehen. Die Kunst liegt darin, diese Bausteine so zu implementieren und arrangieren, dass sie den Bedürfnissen, Ressourcen und Präferenzen der Patient:innen entsprechen. Studien zeigen, dass guided iCBT und hybride Formate in vielen Fällen ähnlich wirksam wie klassische Einzeltherapie sind (Karyotaki et al., 2021; Andersson., 2024), was die Grundlage für diese Rolle bildet.

Als Supervisor:in von KI-Interventionen Hier liegt der Schwerpunkt auf der Überwachung und Qualitätssicherung automatisierter Module. Therapeut:innen definieren Abbruch- und Eskalationskriterien, etwa bei fehlender Verbesserung oder dem Auftreten neuer Symptome oder Krisensignalen, und stellen zudem sicher, dass der Einsatz von KI den klinischen Rahmen nicht überschreitet. Ein besonderes Augenmerk gilt dabei dem sog. *Automation Bias* – also der Tendenz, algorithmischen Empfehlungen zu sehr zu vertrauen – sowie dem Risiko des *Deskillings*, also des schleichenden Kompetenzverlusts durch Auslagerung von Aufgaben an Maschinen.

Als Ethik- und Datenschützer:in Schließlich werden Therapeut:innen verstärkt als Gatekeeper für den Schutz sensibler Gesundheitsdaten fungieren. Sie müssen Patient:innen über Risiken aufklären, Tools mit nachweislich hohen Datenschutzstandards auswählen und problematische Datenflüsse, etwa zu Werbezwecken oder ohne Einwilligung, vermeiden. Angesichts der teils gravierenden Mängel bei Datenschutz und Datensicherheit in Mental-Health-Apps (Huckvale et al., 2019) ist diese Aufgabe nicht zu unterschätzen.

15.4 Realistisch-pragmatische Prognose

In einer 10-Jahres-Perspektive spricht vieles für eine Hybridisierung der Psychotherapie. KI wird vermutlich substanzielle Teilaufgaben übernehmen, während die klinische Verantwortung und die Gestaltung der therapeutischen Beziehung beim Menschen verbleiben. Die wahrscheinlichsten Entwicklungen liegen in den Szenarien A und B, dem stabilen Hybrid-Status quo und der kotherapeutischen Integration.

Szenario C, die teilautomatisierte Versorgung, dürfte sich nur in Nischen etablieren, etwa in Regionen mit gravierendem Versorgungsdefizit oder bei klar umrissenen, niedrigkomplexen Störungsbildern. Szenario D, der vollständige Ersatz, bleibt auf absehbare Zeit unwahrscheinlich, nicht zuletzt, weil regulatorische, ethische und sicherheitstechnische Hürden hoch sind und die Evidenz für komplexe Fälle fehlt.

Die oft gehörte, optimistische Annahme, dass der Mensch »immer unersetzbar« bleibt, sollte jedoch nicht als Selbstverständlichkeit betrachtet werden. Sie speist sich nicht selten aus einem Mangel an technischem Verständnis und aus Selbstschutz gegenüber einem potenziell disruptiven Wandel und gelegentlich auch aus einer stillschweigenden Überzeugung, dass die eigene empathische Präsenz schon per se jeder Maschine überlegen sei. Dieses Selbstbild mag im therapeutischen Kontext oftmals Teil der professionellen Identität sein, kann aber auch den Blick auf reale technologische Entwicklungen verstellen.

Umgekehrt ist die Vorstellung einer nahen Zukunft ohne Therapeut:innen derzeit technisch wie praktisch nicht haltbar. Zwischen diesen Polen liegt der realistische Weg: eine kontrollierte, evidenzbasierte Integration, bei der das menschliche Urteil das letzte Wort behält, KI aber den therapeutischen Prozess messbar ergänzt.

Die Zukunft der Psychotherapie im KI-Zeitalter wird nicht allein durch technische Machbarkeit bestimmt, sondern durch die Fähigkeit des Berufsstands, neue Technologien pragmatisch, kritisch und kreativ zu nutzen. Wahrscheinlich wird es keine Revolution im Sinne einer vollständigen Ablösung, sondern eine graduelle, aber tiefgreifende Transformation. Wer diesen Wandel aktiv mitgestaltet, kann dafür sorgen, dass KI nicht zum Mechanisierungsrisiko, sondern zu einem echten Verstärker therapeutischer Wirksamkeit wird.

KAPITEL 16

Fazit und Handlungsempfehlungen

16.1 Ein Fazit

Die Diskussion um den Einsatz Künstlicher Intelligenz (KI) in der Psychotherapie bewegt sich häufig zwischen zwei Polen: einerseits der Annahme, dass KI menschliche Therapeut:innen perspektivisch ersetzen und bestehende Versorgungslücken unmittelbar schließen könnte, andererseits der Einschätzung, dass digitale Systeme lediglich oberflächliche Simulationen darstellen und mit Risiken einer Entmenschlichung der Psychotherapie verbunden wären. Realistischerweise ist jedoch von einer Entwicklung zwischen diesen Extremen auszugehen (vgl. Kap. 15). KI wird die Psychotherapie nicht ersetzen, sie jedoch in grundlegender Weise verändern. Für Psychotherapeut:innen ergibt sich daraus die Notwendigkeit, diesen Transformationsprozess aktiv mitzugestalten. Gleichzeitig gilt es, Strategien zu entwickeln, um mögliche Überforderungsgefühle im Umgang mit diesen Veränderungen zu reflektieren und konstruktiv zu bewältigen.

Orientierung statt Perfektion

Die Geschwindigkeit, mit der sich neue KI-Modelle, Programme und Anwendungsfelder entwickeln, ist erheblich. Viele Psychotherapeut:innen nehmen in diesem Zusammenhang ein Gefühl wahr, mit den Entwicklungen nicht mehr Schritt halten zu können. Dieser Eindruck ist nachvollziehbar und kann – wenn er nicht reflektiert wird – zu Resignation oder, im Extremfall, zu Vermeidungshaltungen gegenüber der gesamten Thematik führen, was sich potenziell ungünstig auf die therapeutische Beziehung auswirken kann (vgl. Kap. 10).

Vor diesem Hintergrund wirkt es zielführend, den Anspruch an den eigenen Wissensstand realistisch zu justieren. Erforderlich ist weniger eine vollständige Beherrschung sämtlicher Details, sondern vielmehr die Fähigkeit, zentrale Konzepte zu verstehen und ein Orientierungswissen aufzubauen (s. Kap. 1). Dazu gehört unter anderem ein Verständnis dafür, dass Sprachmodelle nicht als »allwissende Orakel« zu betrachten sind, sondern auf Wahrscheinlichkeitsberechnungen beruhen. Ebenso ist die Kenntnis grundlegender Begriffe wie »Bias«, »Halluzination« oder »Training auf Datensätzen« bedeutsam, um KI-Ergebnisse einordnen und gegebenenfalls gemeinsam mit Patient:innen kritisch reflektieren zu können.

Berufsverbände und Fachgesellschaften sollten diesen Prozess unterstützen, indem sie kompakte und praxisorientierte Fortbildungsangebote bereitstellen. Darüber hinaus ist die Integration des Forschungs- und Praxisfelds E-Mental Health – erweitert um die Chancen und Risiken von KI für die Psychotherapie – in die Ausbildungscurricula obligatorisch.

Erweiterte Anforderungen bis hin zu veränderten Rollenbildern für Therapeut:innen

Neben der aktiven Aneignung von Wissen über den Einsatz von KI in der Psychotherapie ist es erforderlich, die eigene Rolle innerhalb der Triade Therapeut:in–Patient:in–digitale Medien und insbesondere im Verhältnis zu KI zu reflektieren. KI-Systeme können künftig als eine Form *des »Dritten«* im psychoanalytischen Sinne verstanden werden, d.h. als ein weiteres Bezugssystem innerhalb der therapeutischen Beziehung (s. Kasten).

»E-third«

Um die Bedeutung von Technologien auf unsere Gedanken und Beziehungen zu verstehen, benutzt z.B. Stadter (2012) Thomas Ogdens Konzept des analytischen Dritten, welches sich auf die einzigartige Extra-Dimension jeder psychoanalytischen Behandlung bezieht, die mehr ist als die Summe der zwei beteiligten Personen und deren Beziehung. Auch elektronische Objekte können zu einer

Art »drittem Objekt« in der Beziehung zwischen Personen werden. Den Einfluss eines elektronischen Objektes auf das Selbst und Andere bezeichnet er als »e-third«.

Mit diesem Einzug geht eine Verschiebung der therapeutischen Rolle im Verhältnis zu den Patient:innen einher. Immer häufiger bringen Patient:innen KI-generierte Hinweise zu ihren Problemlagen oder auch diagnostischen Vorschlägen in die Sitzung ein. Ein typisches Szenario besteht darin, dass eine Patient:in eine Korrespondenz mit einem Sprachmodell wie ChatGPT vorlegt, die zuvor als Reflexionshilfe genutzt wurde. Problematisch kann dies insbesondere dann werden, wenn die dort enthaltenen Empfehlungen der therapeutischen Strategie widersprechen.

Eine vorschnell abwertende Reaktion der Therapeut:innen (»Darauf sollten Sie sich nicht verlassen« oder »Das untergräbt unser Bündnis«) ist nachvollziehbar, wirkt jedoch schnell vorverurteilend und kann von Patient:innen als Infragestellung der fachlichen Kompetenz wahrgenommen werden. Patient:innen erleben die Nutzung von KI-Anwendungen durchaus als hilfreich – etwa zur Strukturierung, zur Selbstklärung oder als emotionales Ventil. Werden diese Erfahrungen pauschal zurückgewiesen, besteht die Gefahr, das therapeutische Bündnis zu schwächen. Eine offene Auseinandersetzung mit derartigen Erfahrungen und ihre Integration in die therapeutische Arbeit sind daher zielführender. Vergleichbare Situationen sind nicht neu: Patient:innen haben auch bisher zusätzliche »Zweithelfer« in Anspruch genommen, etwa weitere Therapeut:innen oder Online-Angebote. Zudem sind Formen des »Acting outs« stets im Kontext der therapeutischen Beziehung zu verstehen und zu verarbeiten. Zugleich ist es erforderlich, die eigenen Grenzen des therapeutischen Handelns zu wahren (ausführlich: s. Kap. 10).

Unter der Annahme der wahrscheinlichsten Szenarien für die Integration von KI in die Psychotherapie – dem »stabilen Hybrid-Status quo« sowie der »kotherapeutischen Integration« (vgl. Kap. 15) – ist davon auszugehen, dass sich das Rollenbild von Therapeut:innen verändern wird: weg vom exklusiven Expert:innenstatus hin zu einer

Rolle als Koexpert:in. Patient:innen bringen in diesem Modell eine erste, durch KI vermittelte Perspektive ein – Therapeut:innen prüfen diese, ordnen sie ein, hinterfragen sie, weisen auf blinde Flecken hin und vertiefen die Reflexion.

Gleichzeitig nutzen Therapeut:innen KI-basierte Empfehlungen, z.B. hinsichtlich der Prognose und der adaptiven Behandlungsplanung (s. Kap. 6). Damit bleibt die professionelle Kompetenz unersetzlich, ohne dass sie in Konkurrenz zur KI gerät.

16.2 Handlungsempfehlungen für die Praxis

Vor dem Hintergrund der beschriebenen Entwicklungen stellt sich die Frage, welche konkreten Schritte Psychotherapeut:innen ergreifen können, um in diesem Spannungsfeld handlungsfähig zu bleiben:

Statistisches Grundwissen aneignen Ziel ist es, zentrale Konzepte wie Wahrscheinlichkeiten, Verzerrungen und Trainingsdaten zu verstehen. Ein Verständnis darüber, was es bedeutet, wenn ein Modell »halluziniert«, ermöglicht es, potenzielle Risiken zu benennen, ohne das gesamte System in allen Details beherrschen zu müssen.

Fortlaufende Orientierung mit pragmatischem Ansatz Es ist nicht möglich, sämtliche Entwicklungen im KI-Bereich kontinuierlich zu verfolgen. Regelmäßige Updates durch Fach-Newsletter, Foren oder Fortbildungen tragen jedoch dazu bei, den Überblick zu behalten. Dabei ist eine kritische Selektion von relevanten Trends sinnvoll; Expert:innen können hierbei als Selektionshilfe genutzt werden.

KI als therapeutisches Material integrieren Wenn Patient:innen KI-generierte Materialien einbringen, sollten diese nicht pauschal entwertet werden. Stattdessen kann reflektiert analysiert werden, welche Aspekte hilfreich sind, welche nicht passen und welche Gedanken und Gefühle durch algorithmisch erzeugte Inhalte ausgelöst werden. Auf diese Weise kann KI konstruktiv in den therapeutischen Prozess eingebunden werden.

Erweiterte Anforderungen Therapeut:innen übernehmen verstärkt Funktionen, die dazu dienen, digitale Materialien und Daten für die Therapie zu nutzen und in den therapeutischen Prozess zu integrieren sowie Patient:innen darin zu unterstützen, diese zu reflektieren. Entsprechend gehören grundlegende technische Kompetenzen heute zum professionellen Selbstverständnis.

16.3 Ausblick: Psychotherapie im hybriden Zeitalter

Die Zukunft der Psychotherapie wird nicht in einem »Entweder-oder«, sondern in einem »Sowohl-als-auch« zu denken sein: Menschliche Beziehung, Empathie und Erfahrung bleiben die zentralen Grundlagen, werden jedoch durch neue Werkzeuge ergänzt, die zusätzliche Perspektiven eröffnen, wenn sie sinnvoll eingesetzt werden. Psychotherapeut:innen, die diese Entwicklungen berücksichtigen, sichern ihre fachliche Relevanz und können eine Orientierung in einer zunehmend komplexen digitalen Umwelt bieten.

Die therapeutische Beziehung bleibt die wichtigste Ressource, integriert jedoch künftig Daten, Modelle und algorithmische Systeme. Damit erweitert sich das Rollenprofil von Therapeut:innen. Sie unterstützen Patient:innen innerhalb der therapeutischen Beziehung und fördern zugleich deren Selbstreflexion und Problembewältigung und übernehmen zugleich Funktionen, die den reflektierten Umgang mit digitalen Informationen und KI-Anwendungen einschließen. Durch diese Erweiterung ergeben sich neue Zugänge zu den Patient:innen und neue Möglichkeiten, therapeutische Prozesse zu gestalten.

Literatur

Aafjes-van Doorn, K., Cicconet, M., Bate, J., Cohn, J. F., & Aafjes, M. (2025). Development of an artificial intelligence-based measure of therapists' skills: A multimodal proof of concept. *Psychotherapy.* Advance online publication. https://doi.org/10.1037/pst0000561

Aafjes-van Doorn, K., Kamsteeg, C., Bate, J., & Aafjes, M. (2021). A scoping review of machine learning in psychotherapy research. *Psychotherapy research: journal of the Society for Psychotherapy Research, 31*(1), 92–116. https://doi.org/10.1080/10503307.2020.1808729

Abbas, A. M. (2021). Social network analysis using deep learning: Applications and schemes. *Social Network Analysis and Mining, 11*(1), 106. https://doi.org/10.1007/s13278-021-00799-z

Abd-alrazaq, A. A., Alajlani, M., Alalwan, A. A., Bewick, B. M., Gardner, P., & Househ, M. (2019). An overview of the features of chatbots in mental health: A scoping review. *International Journal of Medical Informatics, 132,* 103978. https://doi.org/10.1016/j.ijmedinf.2019.103978

Abd-alrazaq, A., Abuelezz, I., Hassan, A., AlSammarraie, A., Alhuwail, D., Irshaidat, S., Abu Serhan, H., Ahmed, A., Alabed Alrazak, S., & Househ, M. (2022). Artificial Intelligence–Driven Serious Games in Health Care: Scoping Review. *JMIR Serious Games, 10*(4), e39840. https://doi.org/10.2196/39840

Abd-Alrazaq, A., AlSaad, R., Shuweihdi, F., Ahmed, A., Aziz, S., & Sheikh, J. (2023). Systematic review and meta-analysis of performance of wearable artificial intelligence in detecting and predicting depression. *npj Digital Medicine, 6,* Article 84. https://doi.org/10.1038/s41746-023-00828-5

Aboy, M., Minssen, T., & Vayena, E. (2024). Navigating the EU AI Act: Implications for regulated digital medical products. *Npj Digital Medicine,* 7(1), 237. https://doi.org/10.1038/s41746-024-01232-3

Aboy, M., Price, W. N., & Raker, S. (2023). Mapping the patent landscape of medical machine learning. *Nature Biotechnology, 41*(4), 461–468. https://doi.org/10.1038/s41587-023-01735-6

Abt, C. C. (1970). *Serious Games*. Viking Press.

Acemoglu, D., & Restrepo, P. (2018). The Race between Man and Machine: Implications of Technology for Growth, Factor Shares, and Employment. *American Economic Review, 108*(6), 1488–1542. https://doi.org/10.1257/aer.20160696

Acemoglu, D., & Restrepo, P. (2019). Automation and new tasks: How technology displaces and reinstates labor. *Journal of Economic Perspectives, 33*(2), 3, 30. https://doi.org/10.1257/jep.33.2.3

Adamopoulou, E., & Moussiades, L. (2020). Chatbots: History, technology, and applications. *Machine Learning with Applications, 2*, 100006. https://doi.org/10.1016/j.mlwa.2020.100006

Afroogh, S., Akbari, A., Malone, E., Kargar, M., & Alambeigi, H. (2024). Trust in AI: Progress, challenges, and future directions. *Humanities and Social Sciences Communications, 11*(1), 1–30. https://doi.org/10.1057/s41599-024-04044-8

Agrawal, A., Bulik, C. M., Abebe, D. S., Andreassen, O. A., Atkinson, E. G., Choi, K. W., Corvin, A., Davies, H. L., Davis, L. K., Docherty, A. R., Edenberg, H. J., Franke, B., Gelernter, J., Giusti-Rodríguez, P., Hettema, J. M., Hjerling-Leffler, J., Huang, H., Johnson, E. C., Lewis, C. M., Lu, Y., … Coordinating Committee of the Psychiatric Genomics Consortium (2025). The Psychiatric Genomics Consortium: discoveries and directions. *The lancet. Psychiatry, 12*(8), 600–610. https://doi.org/10.1016/S2215-0366(25)00124-5

Aguilera, A., Arévalo Avalos, M., Xu, J., Chakraborty, B., Figueroa, C., Garcia, F., Rosales, K., Hernandez-Ramos, R., Karr, C., Williams, J., Ochoa-Frongia, L., Sarkar, U., Yom-Tov, E., & Lyles, C. (2024). Effectiveness of a digital health intervention leveraging reinforcement learning: Results from the Diabetes and Mental Health Adaptive Notification Tracking and Evaluation (DIAMANTE) randomized clinical trial. *Journal of Medical Internet Research, 26*, e60834. https://doi.org/10.2196/60834

Ahlawat, H., Aggarwal, N., & Gupta, D. (2025). Automatic Speech Recognition: A survey of deep learning techniques and approaches. *International Journal of Cognitive Computing in Engineering, 6*, 201–237. https://doi.org/10.1016/j.ijcce.2024.12.007

Ahmed, A., Ali, N., Aziz, S., Abd-alrazaq, A. A., Hassan, A., Khalifa, M., Elhusein, B., Ahmed, M., Ahmed, M. A. S., & Househ, M. (2021). A review of mobile chatbot apps for anxiety and depression and their self-care features. *Computer Methods and Programs in Biomedicine Update, 1*, 100012. https://doi.org/10.1016/j.cmpbup.2021.100012

Åhs, F., Mozelius, P., & Dobslaw, F. (2020). *Artificial Intelligence Supported Cognitive Behavioral Therapy for Treatment of Speech Anxiety in Virtual Reality Environments. 2*. https://urn.kb.se/resolve?urn=urn:nbn:se:miun:diva-40284

Akdogan, O., Uyar, G. C., Yesilbas, E., Baskurt, K., Malkoc, N. A., Ozdemir, N., Yazici, O., Oksuzoglu, B., Uner, A., Ozet, A., & Sutcuoglu, O. (2025). Effect of a ChatGPT-based digital counseling intervention on anxiety and depression in patients with cancer: A prospective, randomized trial. *European Journal of Cancer, 221*, 115408. https://doi.org/10.1016/j.ejca.2025.115408

Aktan, M. E., Turhan, Z., & Dolu, İ. (2022). Attitudes and perspectives towards the preferences for artificial intelligence in psychotherapy. *Computers in Human Behavior, 133*, 107273. https://doi.org/10.1016/j.chb.2022.107273

Aljehane, N. O. (2024). A Study to Investigate the Role and Challenges Associated with the Use of Deep Learning in Autonomous Vehicles. *World Electric Vehicle Journal, 15*(11), 518. https://doi.org/10.3390/wevj15110518

Aljuaid, A., & Anwar, M. (2022). Survey of Supervised Learning for Medical Image Processing. *SN Computer Science, 3*(4), 292. https://doi.org/10.1007/s42979-022-01166-1

Alkam, T., Van Benschoten, A. H., & Tarshizi, E. (2025). Reinforcement learning in artificial intelligence and neurobiology. *Neuroscience Informatics, 5*(3), 100220. https://doi.org/10.1016/j.neuri.2025.100220

Alotaibi, J. O., & Alshahre, A. S. (2024). The role of conversational AI agents in providing support and social care for isolated individuals. *Alexandria Engineering Journal, 108*, 273–284. https://doi.org/10.1016/j.aej.2024.07.098

AlShaikh, M., Alrajeh, Y., Alamri, S., Melhem, S., & Abu-Khadrah, A. (2025). Supervised methods of machine learning for email classification: A literature survey. *Systems Science & Control Engineering, 13*(1), 2474450. https://doi.org/10.1080/21642583.2025.2474450

Andersson, G. (2024). Innovating CBT and answering new questions: The role of internet-delivered CBT. *Journal of Cognitive Therapy, 17*(3), 179, 190. https://doi.org/10.1007/s41811-023-00199-5

Andrews, G., Basu, A., Cuijpers, P., Craske, M. G., McEvoy, P., English, C. L., & Newby, J. M. (2018). Computer therapy for the anxiety and depression disorders is effective, acceptable and practical health care: An updated meta-analysis. *Journal of Anxiety Disorders, 55*, 70–78. https://doi.org/10.1016/j.janxdis.2018.01.001

Appleton, R., Williams, J., Vera San Juan, N., Needle, J. J., Schlief, M., Jordan, H., Sheridan Rains, L., et al. (2021). Implementation, Adoption, and Perceptions of Telemental Health During the COVID-19 Pandemic: Systematic Review. *Journal of medical Internet research, 23*(12), e31746. https://doi.org/10.2196/31746

Atmakuru, A., Shahini, A., Chakraborty, S., Seoni, S., Salvi, M., Hafeez-Baig, A., Rashid, S., Tan, R. S., Barua, P. D., Molinari, F., & Acharya, U. R. (2025). Artificial intelligence-based suicide prevention and prediction: A systematic review (2019–2023). *Information Fusion, 114*, 102673. https://doi.org/10.1016/j.inffus.2024.102673

Atzil-Slonim, D., Eliassaf, A., Warikoo, N., Paz, A., Haimovitz, S., Mayer, T., & Gurevych, I. (2024). Leveraging natural language processing to study emotional coherence in psychotherapy. *Psychotherapy (Chicago, Ill.), 61*(1), 82–92. https://doi.org/10.1037/pst0000517

AWMF (2021). https://register.awmf.org/assets/guidelines/051-028l_S3_Behandlung-von-Angststoerungen_2021-06.pdf

Babu, A., & Joseph, A. P. (2024). Artificial intelligence in mental healthcare: Transformative potential vs. the necessity of human interaction. *Frontiers in Psychology, 15*. https://doi.org/10.3389/fpsyg.2024.1378904

Bach, T. A., & Männikkö, N. (2025). The importance of justified patient trust in unlocking AI's potential in mental healthcare. *Frontiers in Human Dynamics, 7*. https://doi.org/10.3389/fhumd.2025.1519872

Bae Brandtzæg, P. B., Skjuve, M., Kristoffer Dysthe, K. K., & Følstad, A. (2021). When the Social Becomes Non-Human: Young People's Perception of Social Support in Chatbots. *Proceedings of the 2021 CHI Conference on Human Factors in Computing Systems*, 1–13. https://doi.org/10.1145/3411764.3445318

Bae, Y. J., Shim, M., & Lee, W. H. (2021). Schizophrenia Detection Using Machine Learning Approach from Social Media Content. *Sensors, 21*(17), 5924. https://doi.org/10.3390/s21175924

Balcombe, L. (2023). AI Chatbots in Digital Mental Health. *Informatics, 10*(4), Article 4. https://doi.org/10.3390/informatics10040082

Ballesteros, J. A., Ramírez V., G. M., Moreira, F., Solano, A., & Pelaez, C. A. (2024). Facial emotion recognition through artificial intelligence. *Frontiers in Computer Science, 6*. https://doi.org/10.3389/fcomp.2024.1359471

Banerjee, D., Islam, K., Mei, G., Xiao, L., Zhang, G., Xu, R., Ji, S., & Li, J. (2017). A Deep Transfer Learning Approach for Improved Post-Traumatic Stress Disorder Diagnosis. *2017 IEEE International Conference on Data Mining (ICDM)*, 11–20. https://doi.org/10.1109/ICDM.2017.10

Barak, A., Hen, L., Boniel-Nissim, M., & Shapira, N. (2008). A comprehensive review and a meta-analysis of the effectiveness of Internet-based psychotherapeutic interventions. *Journal of Technology in Human Services, 26*(2–4), 109–160. https://doi.org/10.1080/15228830802094429

Barbe, H., Siegel, B., Müller, J., & Fromberger, P. (2020). Welches Potenzial haben virtuelle Realitäten in der klinischen und forensischen Psychiatrie? Ein Überblick über aktuelle Verfahren und Einsatzmöglichkeiten / What is the potential of virtual reality in clinical and forensic psychiatry? An overview of current procedures and possible applications. *Forensische Psychiatrie Psychologie Kriminologie*. https://doi.org/10.1007/s11757-020-00611-2

Baune, B. T. (Ed.). (2019). *Personalized psychiatry* (1st ed.). Academic Press. https://doi.org/10.1016/C2016-0-04578-3

Baydili, İ., Tasci, B., & Tasci, G. (2025). Artificial Intelligence in Psychiatry: A Review of Biological and Behavioral Data Analyses. *Diagnostics, 15*(4), 434. https://doi.org/10.3390/diagnostics15040434

Beatty, C., Malik, T., Meheli, S., & Sinha, C. (2022). Evaluating the Therapeutic Alliance With a Free-Text CBT Conversational Agent (Wysa): A Mixed-Methods Study. *Frontiers in Digital Health, 4*. https://doi.org/10.3389/fdgth.2022.847991

Beg, M. J., Verma, M., Chanthar, V. K. M. M., & Verma, M. K. (2025). Artificial intelligence for psychotherapy: A review of the current state and future directions. *Indian Journal of Psychiatry*, 67(1), 24–35.

Benda, N., Desai, P., Reza, Z., Zheng, A., Kumar, S., Harkins, S., Hermann, A., Zhang, Y., Joly, R., Kim, J., Pathak, J., & Turchioe, M. R. (2024). Patient Perspectives on AI for Mental Health Care: Cross-Sectional Survey Study. *JMIR Mental Health, 11*(1), e58462. https://doi.org/10.2196/58462

Berardi, M., Brosch, K., Pfarr, J.-K., Schneider, K., Sültmann, A., Thomas-Odenthal, F., Wroblewski, A., et al. (2023). Relative importance of speech and voice features in the classification of schizophrenia and depression. *Translational Psychiatry, 13*(1), 298. https://doi.org/10.1038/s41398-023-02594-0

Bergmann, D. (2025, April 22). *The ELIZA Effect: Avoiding emotional attachment to AI coworkers | IBM.* https://www.ibm.com/think/insights/eliza-effect-avoiding-emotional-attachment-to-ai

Berufsverband Deutscher Psychologinnen und Psychologen & Deutsche Gesellschaft für Psychologie e. V. (Hrsg). (2022). *Berufsethische Richtlinien Föderation Deutscher Psychologenvereinigungen.*

Berufsverband Deutscher Psychologinnen und Psychologen e. V. (BDP) (2024, 3. April). *Psychotherapeutische Versorgung verbessern!* [Positionspapier]. BDP. Abgerufen am 14. 08. 2025, von https://www.bdp-verband.de/aktuelles/detailansicht/bdp-positionspapier-psychotherapeutische-versorgung-verbessern

Biassoni, F., & Gnerre, M. (2025). Exploring ChatGPT's communication behaviour in healthcare interactions: A psycholinguistic perspective. *Patient Education and Counseling, 134,* 108663. https://doi.org/10.1016/j.pec.2025.108663

Birnbaum, M. L., Ernala, S. K., Rizvi, A. F., Choudhury, M. D., & Kane, J. M. (2017). A Collaborative Approach to Identifying Social Media Markers of Schizophrenia by Employing Machine Learning and Clinical Appraisals. *Journal of Medical Internet Research, 19*(8), e7956. https://doi.org/10.2196/jmir.7956

Biró, A., Cuesta-Vargas, A., & Szilagyi, L. (2023). Precognition of mental health and neurogenerative disorders using AI-parsed text and sentiment analysis. *Acta Universitatis Sapientiae Informatica, 15,* 359–403. https://doi.org/10.2478/ausi-2023-0022

Blease, C., Kharko, A., Annoni, M., Gaab, J., & Locher, C. (2021). Machine Learning in Clinical Psychology and Psychotherapy Education: A Mixed Methods Pilot Survey of Postgraduate Students at a Swiss University. *Frontiers in Public Health, 9.* https://doi.org/10.3389/fpubh.2021.623088

Blease, C., Locher, C., Leon-Carlyle, M., & Doraiswamy, M. (2020). Artificial intelligence and the future of psychiatry: Qualitative findings from a global physician survey. *DIGITAL HEALTH, 6,* 2055207620968355. https://doi.org/10.1177/2055207620968355

Bloch-Atefi, A. (2025). Balancing Ethics and Opportunities: The Role of AI in Psychotherapy and Counselling. *Psychotherapy and Counselling Journal of Australia, 13*(1). https://doi.org/10.59158/001c.129884

Boeldt, D. L., Wineinger, N. E., Waalen, J., Gollamudi, S., Grossberg, A., Steinhubl, S. R., McCollister-Slipp, A., Rogers, M. A., Silvers, C., & Topol, E. J. (2015). How Consumers and Physicians View New Medical Technology: Comparative Survey. *Journal of Medical Internet Research, 17*(9), e215. https://doi.org/10.2196/jmir.4456

Bomke, L., & Rybicki, B. (2024, June 7). *KI Innovation Week: Bots gegen den Burn-out.* https://www.handelsblatt.com/technik/ki/ki-innovation-week-bots-gegen-den-burn-out/100040794.html

Bond, R. R., Mulvenna, M. D., Potts, C., O'Neill, S., Ennis, E., & Torous, J. (2023). Digital transformation of mental health services. *Npj Mental Health Research*, *2*(1), 13. https://doi.org/10.1038/s44184-023-00033-y

Bordin, E. S. (1979). The generalizability of the psychoanalytic concept of the working alliance. *Psychotherapy: Theory, Research & Practice*, *16*(3), 252–260. https://doi.org/10.1037/h0085885

Bostrom, N. (2014). *Superintelligence: Paths, Dangers, Strategies*. Oxford University Press.

Boucher, E. M., Harake, N. R., Ward, H. E., Stoeckl, S. E., Vargas, J., Minkel, J., Parks, A. C., & Zilca, R. (2021). Artificially intelligent chatbots in digital mental health interventions: A review. *Expert Review of Medical Devices*, *18*(sup1), 37–49. https://doi.org/10.1080/17434440.2021.2013200

Bremer-Hoeve, S., van Vliet, N. I., van Bronswijk, S. C., Huntjens, R. J. C., de Jongh, A., & van Dijk, M. K. (2023). Predictors of treatment dropout in patients with posttraumatic stress disorder due to childhood abuse. *Frontiers in Psychiatry*, *14*, 1194669. https://doi.org/10.3389/fpsyt.2023.1194669

Brisson, A., Pereira, G., Prada, R., Paiva, A., Louchart, S., Suttie, N., Lim, T., Lopes, R., Bidarra, R., Bellotti, F., Kravcik, M., & Oliveira, M. (2021). Artificial Intelligence and Personalization Opportunities for Serious Games. *Proceedings of the AAAI Conference on Artificial Intelligence and Interactive Digital Entertainment*, *8*(5), Article 5. https://doi.org/10.1609/aiide.v8i5.12576

Bufano, P., Laurino, M., Said, S., Tognetti, A., & Menicucci, D. (2023). Digital Phenotyping for Monitoring Mental Disorders: Systematic Review. *Journal of medical Internet research*, *25*, e46778. https://doi.org/10.2196/46778

Bundesministerium für Gesundheit (2022). *Was sind Medizinprodukte?* BMG. https://www.bundesgesundheitsministerium.de/themen/gesundheitswesen/medizinprodukte/definition-und-wirtschaftliche-bedeutung.html

Bundesregierung (2025). *EU verabschiedet erstes KI-Gesetz weltweit | Bundesregierung*. Die Bundesregierung informiert | Startseite. https://www.bundesregierung.de/breg-de/aktuelles/ai-act-2285944

Burange, R., Pachkhande, K., Rohit, B., & Satghare, H. (2025). Speech Emotion Analysis Using Natural Language Processing. *IJARCCE*, *14*(3). https://doi.org/10.17148/IJARCCE.2025.14373

Burns, M. N., Begale, M., Duffecy, J., Gergle, D., Karr, C. J., Giangrande, E., & Mohr, D. C. (2011). Harnessing Context Sensing to Develop a Mobile Intervention for Depression. *Journal of Medical Internet Research*, *13*(3), e1838. https://doi.org/10.2196/jmir.1838

Cai, J., Hadjinicolaou, A. E., Paulk, A. C., Soper, D. J., Xia, T., Wang, A. F., Rolston, J. D., Richardson, R. M., Williams, Z. M., & Cash, S. S. (2025). Natural language processing models reveal neural dynamics of human conversation. *Nature Communications*, *16*(1), 3376. https://doi.org/10.1038/s41467-025-58620-w

Carl, E., Stein, A. T., Levihn-Coon, A., Pogue, J. R., Rothbaum, B., Emmelkamp, P., Asmundson, G. J. G., Carlbring, P., & Powers, M. B. (2019). Virtual reality exposure therapy for anxiety and related disorders: A meta-analysis of randomized controlled trials. *Journal of Anxiety Disorders, 61*, 27–36. https://doi.org/10.1016/j.janxdis.2018.08.003

Carlbring, P., Andersson, G., Cuijpers, P., Riper, H., & Hedman-Lagerlöf, E. (2018). Internet-based vs. face-to-face cognitive behavior therapy for psychiatric and somatic disorders: An updated systematic review and meta-analysis. *Cognitive Behaviour Therapy, 47*(1), 1–18. https://doi.org/10.1080/16506073.2017.1401115

Carlbring, P., Hadjistavropoulos, H., Kleiboer, A., & Andersson, G. (2023). A new era in Internet interventions: The advent of Chat-GPT and AI-assisted therapist guidance. *Internet Interventions, 32*, 100621. https://doi.org/10.1016/j.invent.2023.100621

Castagno, S., & Khalifa, M. (2020). Perceptions of Artificial Intelligence Among Healthcare Staff: A Qualitative Survey Study. *Frontiers in Artificial Intelligence, 3*, 578983. https://doi.org/10.3389/frai.2020.578983

Cecil, J., Kleine, A. K., Lermer, E., et al. (2025). Mental health practitioners' perceptions and adoption intentions of AI-enabled technologies: An international mixed-methods study. *BMC Health Services Research, 25*, 556. https://doi.org/10.1186/s12913-025-12715-8

Celi, L. A., Cellini, J., Charpignon, M.-L., Dee, E. C., Dernoncourt, F., Eber, R., Mitchell, W. G., Moukheiber, L., Schirmer, J., Situ, J., Paguio, J., Park, J., Wawira, J. G., & Yao, S. (2022). Sources of bias in artificial intelligence that perpetuate healthcare disparities – A global review. *PLOS Digital Health, 1*(3), e0000022. https://doi.org/10.1371/journal.pdig.0000022

Chai, J., Zeng, H., Li, A., & Ngai, E. W. T. (2021). Deep learning in computer vision: A critical review of emerging techniques and application scenarios. *Machine Learning with Applications, 6*, 100134. https://doi.org/10.1016/j.mlwa.2021.100134

Chaszczewicz, A., Shah, R. S., Louie, R., Arnow, B. A., Kraut, R., & Yang, D. (2024, March 21). *Multi-level feedback generation with large language models for empowering novice peer counselors* (arXiv:2403.15482). arXiv. https://doi.org/10.48550/arXiv.2403.15482

Checa, D., & Bustillo, A. (2020). A review of immersive virtual reality serious games to enhance learning and training. *Multimedia Tools and Applications, 79*(9), 5501–5527. https://doi.org/10.1007/s11042-019-08348-9

Chekroud, A. M., Bondar, J., Delgadillo, J., Doherty, G., Wasil, A., Fokkema, M., Cohen, Z., Belgrave, D., DeRubeis, R., Iniesta, R., Dwyer, D., & Choi, K. (2021). The promise of machine learning in predicting treatment outcomes in psychiatry. *World psychiatry: official journal of the World Psychiatric Association (WPA), 20*(2), 154–170. https://doi.org/10.1002/wps.20882

Chen, F., Wang, L., Hong, J., Jiang, J., & Zhou, L. (2024). Unmasking bias in artificial intelligence: A systematic review of bias detection and mitigation strategies in electronic health record-based models. *Journal of the American Medical Informatics Association, 31*(5), 1172–1183. https://doi.org/10.1093/jamia/ocae060

Chen, Z. S., Kulkarni, P. P., Galatzer-Levy, I. R., Bigio, B., Nasca, C., & Zhang, Y. (2022). Modern views of machine learning for precision psychiatry. *Patterns (New York, N. Y.), 3*(11), 100602. https://doi.org/10.1016/j.patter.2022.100602

Cheung, M. W., & Jak, S. (2016). Analyzing Big Data in Psychology: A Split/Analyze/Meta-Analyze Approach. *Frontiers in psychology, 7*, 738. https://doi.org/10.3389/fpsyg.2016.00738

Chiauzzi, E., Williams, A., Mariano, T. Y., Pajarito, S., Robinson, A., Kirvin-Quamme, A., & Forman-Hoffman, V. (2024). Demographic and clinical characteristics associated with anxiety and depressive symptom outcomes in users of a digital mental health intervention incorporating a relational agent. *BMC Psychiatry, 24*, 79. https://doi.org/10.1186/s12888-024-05532-6

Choudhury, A., Volmer, L., Martin, F., Fijten, R., Wee, L., Dekker, A., & Soest, J. V. (2025). Advancing Privacy-Preserving Health Care Analytics and Implementation of the Personal Health Train: Federated Deep Learning Study. JMIR AI, 4, e60847. https://doi.org/10.2196/60847

Cioffi, V., Ragozzino, O., Mosca, L. L., Moretto, E., Tortora, E., Acocella, A., Montanari, C., et al. (2025). Can AI Technologies Support Clinical Supervision? Assessing the Potential of ChatGPT. *Informatics, 12*(1), 29. https://doi.org/10.3390/informatics12010029

Colby, K. M., Hilf, F. D., Weber, S., & Kraemer, H. C. (1972). Turing-like indistinguishability tests for the validation of a computer simulation of paranoid processes. *Artificial Intelligence, 3*, 199–221. https://doi.org/10.1016/0004-3702(72)90049-5

Connors, E. H., Janse, P., de Jong, K., & Bickman, L. (2025). The use of feedback in mental health services: Expanding horizons on reach and implementation. *Administration and Policy in Mental Health and Mental Health Services Research, 52*(1), 1–10. https://doi.org/10.1007/s10488-024-01510-6

Costa, C. J., Aparicio, M., Aparicio, S., & Aparicio, J. T. (2024). The democratization of artificial intelligence: Theoretical framework. *Applied Sciences, 14*(18), 8236. https://doi.org/10.3390/app14188236

Creed, T. A., Salama, L., Slevin, R., Tanana, M., Imel, Z., Narayanan, S., & Atkins, D. C. (2022). Enhancing the quality of cognitive behavioral therapy in community mental health through artificial intelligence generated fidelity feedback (Project AFFECT): A study protocol. *BMC Health Services Research, 22*, 1177. https://doi.org/10.1186/s12913-022-08585-6

Croes, E. A. J., & Antheunis, M. L. (2021). Can we be friends with Mitsuku? A longitudinal study on the process of relationship formation between humans and a social chatbot. *Journal of Social and Personal Relationships, 38*(1), 279–300. https://doi.org/10.1177/0265407520959463

Cruz-Gonzalez, P., He, A. W.-J., Lam, E. P., Ng, I. M. C., Li, M. W., Hou, R., Chan, J. N.-M., Sahni, Y., Vinas Guasch, N., Miller, T., Lau, B. W.-M., & Sánchez Vidaña, D. I. (2025). Artificial intelligence in mental health care: A systematic review of diagnosis, monitoring, and intervention applications. *Psychological Medicine, 55*, e18. https://doi.org/10.1017/S0033291724003295

Damaševičius, R., Maskeliūnas, R., & Blažauskas, T. (2023). Serious Games and Gamification in Healthcare: A Meta-Review. *Information, 14*(2), Article 2. https://doi.org/10.3390/info14020105

Damianova, N., & Berrezueta-Guzman, S. (2025). Serious Games Supported by Virtual Reality – Literature Review. *IEEE Access, 13*, 38548–38561. https://doi.org/10.1109/ACCESS.2025.3544022

Darcy, A., Daniels, J., Salinger, D., Wicks, P., & Robinson, A. (2021). Evidence of Human-Level Bonds Established With a Digital Conversational Agent: Cross-sectional, Retrospective Observational Study. *JMIR Formative Research, 5*(5), e27868. https://doi.org/10.2196/27868

Davis, F. D. (1989). Perceived Usefulness, Perceived Ease of Use, and User Acceptance of Information Technology. *MIS Quarterly, 13*(3), 319–340. https://doi.org/10.2307/249008

de Jong, K., Douglas, S., Wolpert, M., Delgadillo, J., Aas, B., Bovendeerd, B., Carlier, I., et al. (2025). Using Progress Feedback to Enhance Treatment Outcomes: A Narrative Review. *Administration and policy in mental health, 52*(1), 210–222. https://doi.org/10.1007/s10488-024-01381-3

de Masi, A., Mislimi, H., Ehrler, F., d&#233, ric, & Szilas, N. (2025). Mixing Expert Knowledge with LLM to Improve Dialogue in Serious Games for Anorexia Caregivers: A Feasibility Study. In *Intelligent Health Systems – From Technology to Data and Knowledge* (S. 902–903). IOS Press. https://doi.org/10.3233/SHTI250500

Delgadillo, J., & Lutz, W. (2020). A development pathway towards precision mental health care. *JAMA Psychiatry, 77*(9), 889–890. https://doi.org/10.1001/jamapsychiatry.2020.1048

Denecke, K., Abd-Alrazaq, A., & Househ, M. (2021). Artificial Intelligence for Chatbots in Mental Health: Opportunities and Challenges. In: M. Househ, E. Borycki, & A. Kushniruk (Eds), *Multiple Perspectives on Artificial Intelligence in Healthcare: Opportunities and Challenges* (pp. 115–128). Berlin, Heidelberg: Springer International Publishing. https://doi.org/10.1007/978-3-030-67303-1_10

Difede, J., Rothbaum, B. O., Rizzo, A. A., Wyka, K., Spielman, L., Reist, C., Roy, M. J., Jovanovic, T., Norrholm, S. D., Cukor, J., Olden, M., Glatt, C. E., & Lee, F. S. (2022). Enhancing exposure therapy for posttraumatic stress disorder (PTSD): A randomized clinical trial of virtual reality and imaginal exposure with a cognitive enhancer. *Translational Psychiatry, 12*(1), 1–9. https://doi.org/10.1038/s41398-022-02066-x

Dilmegani, C., & Ermut, S. (2025, July 25). *When will AGI/singularity happen? 8,590 predictions analyzed.* AIMultiple. https://aimultiple.com/agi-singularity-timeline

Dimeff, L. A., Jobes, D. A., Koerner, K., Kako, N., Jerome, T., Kelley-Brimer, A., Boudreaux, E. D., Beadnell, B., Goering, P., Witterholt, S., Melin, G., Samike, V., & Schak, K. M. (2021). Using a Tablet-Based App to Deliver Evidence-Based Practices for Suicidal Patients in the Emergency Department: Pilot Randomized Controlled Trial. *JMIR Mental Health, 8*(3), e23022. https://doi.org/10.2196/23022

Din, S. U., Baig, M. Z., & Khan, M. K. (2023). *Serious Games: An Updated Systematic Literature Review* (No. arXiv:2306.03098). arXiv. https://doi.org/10.48550/arXiv.2306.03098

Dobson, J. E. (2023). On reading and interpreting black box deep neural networks. *International Journal of Digital Humanities, 5*(2), 431–449. https://doi.org/10.1007/s42803-023-00075-w

Dongre, P., Behravan, M., Gupta, K., Billinghurst, M., & Gračanin, D. (2024). *Integrating Physiological Data with Large Language Models for Empathic Human-AI Interaction* (No. arXiv:2404.15351). arXiv. https://doi.org/10.48550/arXiv.2404.15351

Drigas, A., Mitsea, E., & Skianis, C. (2022). Virtual Reality and Metacognition Training Techniques for Learning Disabilities. *Sustainability, 14*(16), 10170. https://doi.org/10.3390/su141610170

Dziuban, C., Moskal, P., Cassisi, J., & Fawcett, A. (2016). Adaptive learning in psychology: Wayfinding in the digital age. *Online Learning, 20*(3), 74–96. https://doi.org/10.24059/olj.v20i3.972

Ebert, D. D., Harrer, M., Apolinário-Hagen, J., & Baumeister, H. (2019). Digital Interventions for Mental Disorders: Key Features, Efficacy, and Potential for Artificial Intelligence Applications. In: Y.-K. Kim (Ed), *Frontiers in Psychiatry: Artificial Intelligence, Precision Medicine, and Other Paradigm Shifts* (pp. 583–627). Berlin, Heidelberg: Springer. https://doi.org/10.1007/978-981-32-9721-0_29

Eichenberg, C. (2011). Psychotherapie und Internet. [Psychotherapy and the Internet.]. *Psychotherapeut, 56*(6), 468–474. https://doi.org/10.1007/s00278-011-0865-9

Eichenberg, C. (2020). Robotik in der Psychotherapie: Anwendungsfelder – Effektivität – Praxisbeispiele. In: M. Bauer & L. Deinzer (Eds), *Bessere Menschen? Technische und ethische Fragen in der transhumanistischen Zukunft* (pp. 97–125). Berlin, Heidelberg: Springer. https://doi.org/10.1007/978-3-662-61570-6_6

Eichenberg, C. (2021a). Online-Psychotherapie in Zeiten der Corona-Krise. In: R. Bering & C. Eichenberg (Hrsg.), *Die Psyche in Zeiten der Corona-Krise. Herausforderungen und Lösungsansätze für Psychotherapeuten und soziale Helfer. 3., vollständ. überarb. Neuaufl.* (S. 181–195). Stuttgart: Klett-Cotta.

Eichenberg, C. (2021b). Digitale Mediensüchte: Aktuelles Störungswissen zu Internet- und Smartphonesucht. [Digital media addictions: Current clinical knowledge about internet and smartphone addiction.]. *Zeitschrift Für Psychodrama Und Soziometrie, 20*(2), 321–332. https://doi.org/10.1007/s11620-021-00596-y

Eichenberg, C. (2021c). Virtual Reality in der Psychotherapie: Anwendungen mit klinischem Potenzial. *Deutsches Ärzteblatt, 1*(PP), 515–518.

Eichenberg, C. (2023). Psychodynamische Ansätze in der Online-Therapie: Kompetenzwissen für Psychodynamische Psychotherapeuten. *PDP – Psychodynamische Psychotherapie, 22*(3), 230–244. https://doi.org/10.21706/pdp-22-3-230

Eichenberg, C., & Wolters, C. (2012). *Virtual Realities in the Treatment of Mental Disorders: A Review of the Current State of Research*. 35–64. https://doi.org/10.5772/50094

Eichenberg, C., & Kienzle, K. (2013). Psychotherapeuten und Internet. *Psychotherapeut, 58*(5), 485–493. https://doi.org/10.1007/s00278-011-0833-4

Eichenberg, C., & Kühne, S. (2014). *Einführung Onlineberatung und -therapie: Grundlagen, Interventionen und Effekte der Internetnutzung*. München: UTB. https://doi.org/10.36198/9783838541310

Eichenberg, C., & Schott, M. (2017). Serious Games for Psychotherapy: A Systematic Review. *Games for Health Journal, 6*(3), 127–135. https://doi.org/10.1089/g4h.2016.0068

Eichenberg, C., & Hübner, L. (2018). Psychoanalyse via Internet. *Psychotherapeut, 63*(4), 283–290. https://doi.org/10.1007/s00278-018-0294-0

Eichenberg, C. & Schott, M. (2019). Use of online health services in individuals with and without symptoms of hypochondria: Survey Study. *Journal of Medical Internet Research*. DOI: 10.2196/10980.

Eichenberg, C., & Malischnig, D. (2022). *E-Mental Health Anwendungen im Bereich der Suchttherapie. SuchtMagazin Nr. 6/2022. 48*, 6–14.

Eichenberg, C., & Huss, J. (2023). *Trauma und digitale Medien* (R. Bering & C. Eichenberg, Hrsg.; Bd. 3). Stuttgart: Klett-Cotta.

Eichenberg, C., & Bischoff, H. (2025). *Chancen und Herausforderungen der Integration von Künstlicher Intelligenz in die psychotherapeutische Ausbildung – Perspektiven von Ausbildungsleiter:innen*. Vortrag auf dem Kongress der Deutschen Gesellschaft für Psychosomatische Medizin und Ärztliche Psychotherapie (DKPM), Berlin, Deutschland.

Eichenberg, C., & Krusche, J. (im Druck). *Von Mails, Kamera bis hin zu Chatbots: Zur Wirksamkeit und Wirkweise von text-, video- und KI-basierten Formaten in der psychosozialen Beratung. Beratung Aktuell.*

Eichenberg, C., Schneider, R., & Hollauf, E. (2023). *KI-basiertes Robotersystem zur Unterstützung der Gesundheit im Alter: AID2BeWell-Projektdaten aus der ersten Pilotstudie*. Deutscher Kongress für Psychosomatische Medizin und Psychotherapie, Berlin.

El Fadel, N. (2025). Facial Recognition Algorithms: A Systematic Literature Review. *Journal of Imaging, 11*(2), 58. https://doi.org/10.3390/jimaging11020058

Elomia Health Inc. (n.d.). *Elomia Health – Mental health chatbot*. Retrieved 25 February 2025, from https://elomia.com/

Eltahawy, L., Essig, T., Myszkowski, N., & Trub, L. (2024). Can robots do therapy?: Examining the efficacy of a CBT bot in comparison with other behavioral intervention technologies in alleviating mental health symptoms. *Computers in Human Behavior: Artificial Humans, 2*(1), 100035. https://doi.org/10.1016/j.chbah.2023.100035

Eshghie, M., & Eshghie, M. (2023). *ChatGPT as a Therapist Assistant: A Suitability Study* (No. arXiv:2304.09873). arXiv. https://doi.org/10.48550/arXiv.2304.09873

EU Artificial Intelligence Act. (2025). *EU-Gesetz zur künstlichen Intelligenz | Aktuelle Entwicklungen und Analysen zum EU-KI-Gesetz*. https://artificialintelligenceact.eu/de/

Europäische Kommission (2025). *KI-Gesetz | Gestaltung der digitalen Zukunft Europas*. https://digital-strategy.ec.europa.eu/de/policies/regulatory-framework-ai

Europäische Union (2016). Verordnung (EU) 2016/679 des Europäischen Parlaments und des Rates vom 27. April 2016 (Datenschutz-Grundverordnung). Amtsblatt der Europäischen Union, L 119/1. https://eur-lex.europa.eu/eli/reg/2016/679/oj?locale=de

Europäische Union (2024). Verordnung (EU) 2024/1689 zur Festlegung harmonisierter Vorschriften für künstliche Intelligenz (Artificial Intelligence Act). Amtsblatt der Europäischen Union, L 2024/1689. https://eur-lex.europa.eu/eli/reg/2024/1689/oj

Fang, C. M., Liu, A. R., Danry, V., Lee, E., Chan, S. W. T., Pataranutaporn, P., Maes, P., Phang, J., Lampe, M., Ahmad, L., & Agarwal, S. (2025). *How AI and Human Behaviors Shape Psychosocial Effects of Chatbot Use: A Longitudinal Randomized Controlled Study* (No. arXiv:2503.17473). arXiv. https://doi.org/10.48550/arXiv.2503.17473

Farmer, R. L., Lockwood, A. B., Goforth, A., & Thomas, C. (2025). Artificial intelligence in practice: Opportunities, challenges, and ethical considerations. *Professional Psychology: Research and Practice*, *56*(1), 19–32. https://doi.org/10.1037/pro0000595

Farzan, M., Ebrahimi, H., Pourali, M., & Sabeti, F. (2025). Artificial Intelligence-Powered Cognitive Behavioral Therapy Chatbots, a Systematic Review. *Iranian Journal of Psychiatry*, *20*(1), 102–110. https://doi.org/10.18502/ijps.v20i1.17395

Feng, Y., Hang, Y., Wu, W., Song, X., Xiao, X., Dong, F., & Qiao, Z. (2025). Effectiveness of AI-Driven Conversational Agents in Improving Mental Health Among Young People: Systematic Review and Meta-Analysis. *Journal of Medical Internet Research*, *27*(1), e69639. https://doi.org/10.2196/69639

Fernández-Álvarez, J., Rozental, A., Carlbring, P., Colombo, D., Riva, G., Anderson, P. L., Baños, R. M., et al. (2019). Deterioration rates in Virtual Reality Therapy: An individual patient data level meta-analysis. *Journal of Anxiety Disorders*, *61*, 3–17. https://doi.org/10.1016/j.janxdis.2018.06.005

Filiz, E., Güzel, Ş., & Şengül, A. (2022). Sağlık Profesyonellerinin Yapay Zeka Kaygı Durumlarının İncelenmesi. *International Journal of Academic Value Studies (Javstudies JAVS)*, *8*, 47–55. https://doi.org/10.29228/javs.57808

Fiske, A., Henningsen, P., & Buyx, A. (2019). Your Robot Therapist Will See You Now: Ethical Implications of Embodied Artificial Intelligence in Psychiatry, Psychology, and Psychotherapy. *Journal of Medical Internet Research*, *21*(5), e13216. https://doi.org/10.2196/13216

Fitzpatrick, K. K., Darcy, A., & Vierhile, M. (2017). Delivering Cognitive Behavior Therapy to Young Adults With Symptoms of Depression and Anxiety Using a Fully Automated Conversational Agent (Woebot): A Randomized Controlled Trial. *JMIR Mental Health*, *4*(2), e7785. https://doi.org/10.2196/mental.7785

Floridi, L., & Cowls, J. (2019). A unified framework of five principles for AI in society. *Harvard Data Science Review*, *1*(1).

Floridi, L., Cowls, J., Beltrametti, M., Chatila, R., Chazerand, P., Dignum, V., Luetge, C., Madelin, R., Pagallo, U., Rossi, F., Schafer, B., Valcke, P., & Vayena, E. (2018). AI4People – An Ethical Framework for a Good AI Society: Opportunities, Risks, Principles, and Recommendations. *Minds and Machines, 28*(4), 689–707. https://doi.org/10.1007/s11023-018-9482-5

Flückiger, C., Del Re, A. C., Wampold, B. E., & Horvath, A. O. (2018). The alliance in adult psychotherapy: A meta-analytic synthesis. *Psychotherapy (Chicago, Ill.), 55*(4), 316, 340. https://doi.org/10.1037/pst0000172

Food and Drug Administration (FDA) (2025). Artificial Intelligence-Enabled Medical Devices. *FDA*. https://www.fda.gov/medical-devices/software-medical-device-samd/artificial-intelligence-enabled-medical-devices

Foote, K. D. (2022). A Brief History of Natural Language Processing (NLP. *DATAVERSITY*. https://www.dataversity.net/a-brief-history-of-natural-language-processing-nlp/

Fortuna, P., & Gorbaniuk, O. (2022). What Is Behind the Buzzword for Experts and Laymen: Representation of »Artificial Intelligence« in the IT-Professionals' and Non-Professionals' Minds. *Europe's Journal of Psychology, 18*(2), 207–218. https://doi.org/10.5964/ejop.5473

Fournier, C., Michelon, C., Granit, V., Audoyer, P., Bernardot, A., Picot, M.-C., Kheddar, A., & Baghdadli, A. (2024). Pilot study protocol evaluating the impact of telerobotics interactions with autistic children during a Denver intervention on communication skills using single-case experimental design. *BMJ Open, 14*(11), e084110. https://doi.org/10.1136/bmjopen-2024-084110

Freyer, O., Wiest, I. C., Kather, J. N., & Gilbert, S. (2024a). A future role for health applications of large language models depends on regulators enforcing safety standards. *The Lancet Digital Health, 6*(9), e662–e672. https://doi.org/10.1016/S2589-7500(24)00124-9

Freyer, O., Wrona, K. J., de Snoeck, Q., Hofmann, M., Melvin, T., Stratton-Powell, A., Wicks, P., Parks, A. C., & Gilbert, S. (2024b). The regulatory status of health apps that employ gamification. *Scientific Reports, 14*, 21016. https://doi.org/10.1038/s41598-024-71808-2

Froelicher, D., Troncoso-Pastoriza, J. R., Raisaro, J. L., Cuendet, M. A., Sousa, J. S., Cho, H., Berger, B., Fellay, J., & Hubaux, J. P. (2021). Truly privacy-preserving federated analytics for precision medicine with multiparty homomorphic encryption. Nature communications, 12(1), 5910. https://doi.org/10.1038/s41467-021-25972-y

Frommeyer, T. C., Gilbert, M. M., Fursmidt, R. M., Park, Y., Khouzam, J. P., Brittain, G. V., Frommeyer, D. P., Bett, E. S., & Bihl, T. J. (2025). Reinforcement Learning and Its Clinical Applications Within Healthcare: A Systematic Review of Precision Medicine and Dynamic Treatment Regimes. *Healthcare, 13*(14), 1752. https://doi.org/10.3390/healthcare13141752

Frutos-Pascual, M., & Zapirain, B. G. (2017). Review of the Use of AI Techniques in Serious Games: Decision Making and Machine Learning. *IEEE Transactions on Computational Intelligence and AI in Games, 9*(2), 133–152. https://doi.org/10.1109/TCIAIG.2015.2512592

Gabriel, S., Puri, I., Xu, X., Malgaroli, M., & Ghassemi, M. (2024). *Can AI Relate: Testing Large Language Model Response for Mental Health Support* (No. arXiv:2405.12021). arXiv. https://doi.org/10.48550/arXiv.2405.12021

Gao, S., Calhoun, V. D., & Sui, J. (2018). Machine learning in major depression: From classification to treatment outcome prediction. *CNS Neuroscience & Therapeutics, 24*(11), 1037–1052. https://doi.org/10.1111/cns.13048

Garriga, R., Mas, J., Abraha, S., Nolan, J., Harrison, O., Tadros, G., & Matic, A. (2022). Machine learning model to predict mental health crises from electronic health records. *Nature Medicine, 28*(6), 1240–1248. https://doi.org/10.1038/s41591-022-01811-5

Gasmi, K., Hrizi, O., Aoun, N., Alrashdi, I., Alqazzaz, A., Hamid, O., Altaieb, M., E, A., Ammar, L., Mrabet, M., & Necibi, O. (2025). Enhanced Multimodal Physiological Signal Analysis for Pain Assessment Using Optimized Ensemble Deep Learning. *Computer Modeling in Engineering & Sciences, 143*(2), 2459–2489. https://doi.org/10.32604/cmes.2025.065817

Gbadegeshin, S. A., Natsheh, A. A., Ghafel, K., Tikkanen, J., Gray, A., Rimpiläinen, A., Kuoppala, A., Kalermo-Poranen, J., & Hirvonen, N. (2021). What is an Artificial Intelligence (AI): A simple buzzword or a worthwhile inevitability? *ICERI2021 Proceedings*, 468–479. 14th annual International Conference of Education, Research and Innovation. https://doi.org/10.21125/iceri.2021.0171

Gefen, D. (2000). E-commerce: The role of familiarity and trust. *Omega, 28*(6), 725–737. https://doi.org/10.1016/S0305-0483(00)00021-9

Geisel School of Medicine. (2024). *AI Patient Actor app*. Geisel School of Medicine at Dartmouth. https://geiselmed.dartmouth.edu/thesen/patient-actor-app/

Gentile, D. A., Choo, H., Liau, A., Sim, T., Li, D., Fung, D., & Khoo, A. (2011). Pathological video game use among youths: A two-year longitudinal study. *Pediatrics, 127*(2), e319–329. https://doi.org/10.1542/peds.2010-1353

Gerhards, S. A. H., Abma, T. A., Arntz, A., de Graaf, L. E., Evers, S. M. A. A., Huibers, M. J. H., & Widdershoven, G. A. M. (2011). Improving adherence and effectiveness of computerised cognitive behavioural therapy without support for depression: A qualitative study on patient experiences. *Journal of Affective Disorders, 129*(1), 117–125. https://doi.org/10.1016/j.jad.2010.09.012

Giesemann, J., Delgadillo, J., Schwartz, B., Bennemann, B., & Lutz, W. (2023). Predicting dropout from psychological treatment using different machine learning algorithms, resampling methods, and sample sizes. *Psychotherapy Research, 33*(5), 683–695. https://doi.org/10.1080/10503307.2022.2161432

Giray, L. (2025). Cases of Using ChatGPT as a Mental Health and Psychological Support Tool. *Journal of Consumer Health on the Internet, 29*(1), 29–48. https://doi.org/10.1080/15398285.2024.2442374

Glickman, M., & Sharot, T. (2024). How human–AI feedback loops alter human perceptual, emotional and social judgements. *Nature Human Behaviour, 8*. Advance online publication. https://doi.org/10.1038/s41562-024-02077-2

Goldberg, S. B., Flemotomos, N., Martinez, V. R., Tanana, M. J., Kuo, P. B., Pace, B. T., Villatte, J. L., Georgiou, P. G., Van Epps, J., Imel, Z. E., Narayanan, S. S., & Atkins, D. C. (2020). Machine learning and natural language processing in psychotherapy research: Alliance as example use case. *Journal of counseling psychology, 67*(4), 438–448. https://doi.org/10.1037/cou0000382

Góngora Alonso, S., Marques, G., Agarwal, D., De la Torre Díez, I., & Franco-Martín, M. (2022). Comparison of Machine Learning Algorithms in the Prediction of Hospitalized Patients with Schizophrenia. *Sensors (Basel, Switzerland), 22*(7), 2517. https://doi.org/10.3390/s22072517

Graham, W., Drinkwater, R., Kelson, J., & Kabir, M. A. (2025). *Self-Guided Virtual Reality Therapy for Anxiety: A Systematic Review* (No. arXiv:2501.17375). arXiv. https://doi.org/10.48550/arXiv.2501.17375

Grand View Research. (2024). *AI in mental health market size, share & trends analysis report by offering (software, services), by technology (ML, NLP), by disorder, by region, and segment forecasts, 2024–2030* (No. GVR 4 68040 327 3). https://www.grandviewresearch.com/industry-analysis/ai mental health market report

Greco, C. M., & Tagarelli, A. (2024). Bringing order into the realm of Transformer-based language models for artificial intelligence and law. *Artificial Intelligence and Law, 32*(4), 863–1010. https://doi.org/10.1007/s10506-023-09374-7

Greenfield, D., & Bhavnani, S. (2023). Social media: Generative AI could harm mental health. *Nature, 617*(7962), 676–676. https://doi.org/10.1038/d41586-023-01693-8

Griffen, Z., & Owens, K. (2024). From »Human in the Loop« to a Participatory System of Governance for AI in Healthcare. *The American Journal of Bioethics, 24*(9), 81–83. https://doi.org/10.1080/15265161.2024.2377114

Grobe, T., Weller, L., Braun, A., & Szecsenyi, J. (2024). *BARMER-Arztreport 2024*. https://www.barmer.de/presse/infothek/studien-und-reporte/arztreporte/arztreport-2024-1255906

Groppe, S., & Jain, S. (2024). The Way Forward with AI-Complete Problems. *New Generation Computing, 42*(1), 1–5. https://doi.org/10.1007/s00354-024-00251-8

Grzenda, A., Kraguljac, N. V., McDonald, W. M., Nemeroff, C., Torous, J., Alpert, J. E., Rodriguez, C. I., & Widge, A. S. (2025). Evaluating the machine learning literature: A primer and user's guide for psychiatrists. *Focus, 23*(2), 133–141. https://doi.org/10.1176/appi.focus.25023011

Gu, C., Zhang, Y., & Zeng, L. (2024). Exploring the mechanism of sustained consumer trust in AI chatbots after service failures: A perspective based on attribution and CASA theories. *Humanities and Social Sciences Communications, 11*. https://doi.org/10.1057/s41599-024-03879-5

Gundlack, J., Thiel, C., Negash, S., Buch, C., Apfelbacher, T., Denny, K., Christoph, J., Mikolajczyk, R., Unverzagt, S., & Frese, T. (2025). Patients' Perceptions of Artificial Intelligence Acceptance, Challenges, and Use in Medical Care: Qualitative Study. *Journal of Medical Internet Research, 27*(1), e70487. https://doi.org/10.2196/70487

Guo, R., Guo, H., Wang, L., Chen, M., Yang, D., & Li, B. (2024). Development and application of emotion recognition technology – A systematic literature review. *BMC Psychology, 12*(1), 95. https://doi.org/10.1186/s40359-024-01581-4

Guo, Z., Lai, A., Thygesen, J. H., Farrington, J., Keen, T., & Li, K. (2024). Large Language Models for Mental Health Applications: Systematic Review. JMIR mental health, 11, e57400. https://doi.org/10.2196/57400

Habicht, J., Dina, L. M., McFadyen, J., Stylianou, M., Harper, R., Hauser, T. U., & Rollwage, M. (2025). Generative AI-Enabled Therapy Support Tool for Improved Clinical Outcomes and Patient Engagement in Group Therapy: Real-World Observational Study. Journal of medical Internet research, 27, e60435. https://doi.org/10.2196/60435

Habli, I., Lawton, T., & Porter, Z. (2020). Artificial intelligence in health care: accountability and safety. Bulletin of the World Health Organization, 98(4), 251–256. https://doi.org/10.2471/BLT.19.237487

Haines, N., Southward, M. W., Cheavens, J. S., Beauchaine, T. P., Ahn, W.-Y., & Ekas, N. V. (2019). Using automated facial expression coding to track dynamic changes in emotion during conflict discussions in mother–daughter dyads. *Development and Psychopathology, 31*(3), 1203–1215. https://doi.org/10.1017/S0954579418000789

Halkiopoulos, C., & Gkintoni, E. (2025). The Role of Machine Learning in AR/VR-Based Cognitive Therapies: A Systematic Review for Mental Health Disorders. *Electronics, 14*(6), Article 6. https://doi.org/10.3390/electronics14061110

Hallmen, T., Gietl, K., Hillesheim, K., Bauermann, M., Friedrich, A., & André, E. (2025). *AI-based feedback in counselling competence training of prospective teachers*. arXiv. https://doi.org/10.48550/arXiv.2505.03423

Hankar, M., Kasri, M., & Beni-Hssane, A. (2025). A comprehensive overview of topic modeling: Techniques, applications and challenges. *Neurocomputing, 628*, 129638. https://doi.org/10.1016/j.neucom.2025.129638

Haque, Y., Zawad, R. S., Rony, C. S. A., Al Banna, H., Ghosh, T., Kaiser, M. S., & Mahmud, M. (2024). State-of-the-Art of Stress Prediction from Heart Rate Variability Using Artificial Intelligence. *Cognitive Computation, 16*(2), 455–481. https://doi.org/10.1007/s12559-023-10200-0

Hardeman, W., Houghton, J., Lane, K., Jones, A., & Naughton, F. (2019). A systematic review of just-in-time adaptive interventions (JITAIs) to promote physical activity. *International Journal of Behavioral Nutrition and Physical Activity, 16*, 31. https://doi.org/10.1186/s12966-019-0792-7

Harlow, L. L., & Oswald, F. L. (2016). Big data in psychology: Introduction to the special issue. *Psychological methods, 21*(4), 447–457. https://doi.org/10.1037/met0000120

Hawajri, O., Lindberg, J., & Suominen, S. (2023). Virtual Reality Exposure Therapy as a Treatment Method Against Anxiety Disorders and Depression-A Structured Literature Review. *Issues in Mental Health Nursing, 44*(4), 245–269. https://doi.org/10.1080/01612840.2023.2190051

He, Y., Yang, L., Qian, C., Li, T., Su, Z., Zhang, Q., & Hou, X. (2023). Conversational Agent Interventions for Mental Health Problems: Systematic Review and Meta-analysis of Randomized Controlled Trials. *Journal of medical Internet research, 25*, e43862. https://doi.org/10.2196/43862

Heinz, M. V., Mackin, D. M., Trudeau, B. M., Bhattacharya, S., Wang, Y., Banta, H. A., Jewett, A. D., Salzhauer, A. J., Griffin, T. Z., & Jacobson, N. C. (2025). Randomized Trial of a Generative AI Chatbot for Mental Health Treatment. *NEJM AI, 2*(4). https://doi.org/10.1056/AIoa2400802

Helle, N., Vikman, M. D., Dahl-Michelsen, T., & Lie, S. S. (2023). Health Care and Social Work Students' Experiences With a Virtual Reality Simulation Learning Activity: Qualitative Study. *JMIR medical education, 9*, e49372. https://doi.org/10.2196/49372

Henry, L. M., Blay-Tofey, M., Haeffner, C. E., Raymond, C. N., Tandilashvili, E., Terry, N., Kiderman, M., Metcalf, O., Brotman, M. A., & Lopez-Guzman, S. (2025). *Just-in-time adaptive interventions to promote behavioral health: Protocol for a systematic review. JMIR Research Protocols, 14*, e58917. https://preprints.jmir.org/preprint/58917

Hentati Isacsson, N., Ben Abdesslem, F., Forsell, E., Boman, M., & Kaldo, V. (2024). Methodological choices and clinical usefulness for machine learning predictions of outcome in Internet-based cognitive behavioural therapy. Communications medicine, 4(1), 196. https://doi.org/10.1038/s43856-024-00626-4

Ho, A., Hancock, J., & Miner, A. S. (2018). Psychological, Relational, and Emotional Effects of Self-Disclosure After Conversations With a Chatbot. *Journal of Communication, 68*(4), 712–733. https://doi.org/10.1093/joc/jqy026

Hoffman, J., Wenke, R., Angus, R. L., Shinners, L., Richards, B., & Hattingh, L. (2025). Overcoming barriers and enabling artificial intelligence adoption in allied health clinical practice: A qualitative study. *Digital health, 11*, 20552076241311144. https://doi.org/10.1177/20552076241311144

Holohan, M., & Fiske, A. (2021). »Like I'm Talking to a Real Person«: Exploring the Meaning of Transference for the Use and Design of AI-Based Applications in Psychotherapy. *Frontiers in Psychology, 12*, 720476. https://doi.org/10.3389/fpsyg.2021.720476

Horne-Moyer, H. L., Moyer, B. H., Messer, D. C., & Messer, E. S. (2014). The Use of Electronic Games in Therapy: A Review with Clinical Implications. *Current Psychiatry Reports, 16*(12), 520. https://doi.org/10.1007/s11920-014-0520-6

Hossain, M. M., Hossain, M. S., Mridha, M. F., Safran, M., & Alfarhood, S. (2025). Multi task opinion enhanced hybrid BERT model for mental health analysis. *Scientific reports, 15*(1), 3332. https://doi.org/10.1038/s41598-025-86124-6

Hsu, T.-C. C., Whelan, P., Gandrup, J., Armitage, C. J., Cordingley, L., & McBeth, J. (2024). Personalized interventions for behaviour change: A scoping review of just-in-time adaptive interventions. *British Journal of Health Psychology, 30*(1), e12766. https://doi.org/10.1111/bjhp.12766

Hu, J., Zhao, C., Shi, C., Zhao, Z., & Ren, Z. (2024). Speech-based recognition and estimating severity of PTSD using machine learning. *Journal of Affective Disorders, 362*, 859–868. https://doi.org/10.1016/j.jad.2024.07.015

Hu, L., Peng, R., & Yang, J. (2025). *Application of Reinforcement Learning in Games*. 129–134. https://www.scitepress.org/Link.aspx?doi=10.5220/0013234900004558

Huang, S., Lai, X., Ke, L., Li, Y., Wang, H., Zhao, X., Dai, X., & Wang, Y. (2024). AI Technology panic – is AI Dependence Bad for Mental Health? A Cross-Lagged Panel Model and the Mediating Roles of Motivations for AI Use Among Adolescents. *Psychology Research and Behavior Management, 17*, 1087–1102. https://doi.org/10.2147/PRBM.S440889

Huang, X., Nor, M., Mohamed Yusoff, Z., & Liang, Z. (2025). Psychological harm induced by generative AI and its legal remedies. *Environment and Social Psychology, 10*. https://doi.org/10.59429/esp.v10i3.3554

Huang, Y. (2024). Serious Games for Improving Mental Health: Status and Prospects. *Lecture Notes in Education Psychology and Public Media, 64*, 64–69. https://doi.org/10.54254/2753-7048/64/20240990

Huckvale, K., Torous, J., & Larsen, M. E. (2019). Assessment of the Data Sharing and Privacy Practices of Smartphone Apps for Depression and Smoking Cessation. *JAMA network open, 2*(4), e192542. https://doi.org/10.1001/jamanetworkopen.2019.2542

Huss, J., & Eichenberg, C. (2023). Serious Games in Mental Health Treatment. In: E. Yan (Hrsg.), *The Cambridge Handbook of Cyber Behavior* (S. 914–967). Cambridge University Press.

IBM. (2023, September 1). *What Are AI Hallucinations? | IBM*. https://www.ibm.com/think/topics/ai-hallucinations

Ibrahim, S. T., Li, M., Patel, J., & Katapally, T. R. (2025). Utilizing natural language processing for precision prevention of mental health disorders among youth: A systematic review. *Computers in Biology and Medicine, 188*, 109859. https://doi.org/10.1016/j.compbiomed.2025.109859

IMDRF/SaMD Working Group. (2014). *Software as a Medical Device": Possible Framework for Risk Categorization and Corresponding Considerations* (No. IMDRF/SaMD WG/N12FINAL:2014). International Medical Device Regulators Forum (IMDRF). https://www.imdrf.org/sites/default/files/docs/imdrf/final/technical/imdrf-tech-140918-samd-framework-risk-categorization-141013.pdf

Imel, Z. E., Steyvers, M., & Atkins, D. C. (2015). Computational psychotherapy research: scaling up the evaluation of patient-provider interactions. *Psychotherapy (Chicago, Ill.), 52*(1), 19–30. https://doi.org/10.1037/a0036841

Inamdar, R., Sundarr, S. K., Khandelwal, D., Sahu, V. D., & Katal, N. (2024). A comprehensive review on safe reinforcement learning for autonomous vehicle control in dynamic environments. *E-Prime – Advances in Electrical Engineering, Electronics and Energy, 10*, 100810. https://doi.org/10.1016/j.prime.2024.100810

Inkster, B., Sarda, S., & Subramanian, V. (2018). An Empathy-Driven, Conversational Artificial Intelligence Agent (Wysa) for Digital Mental Well-Being: Real-World Data Evaluation Mixed-Methods Study. *JMIR mHealth and uHealth, 6*(11), e12106. https://doi.org/10.2196/12106

Jacovi, A., Marasović, A., Miller, T., & Goldberg, Y. (2021). Formalizing Trust in Artificial Intelligence: Prerequisites, Causes and Goals of Human Trust in AI. *Proceedings of the 2021 ACM Conference on Fairness, Accountability, and Transparency*, 624–635. https://doi.org/10.1145/3442188.3445923

Javanbakht, A., Hinchey, L., Gorski, K., Ballard, A., Ritchie, L., & Amirsadri, A. (2024). Unreal that feels real: Artificial intelligence-enhanced augmented reality for treating social and occupational dysfunction in post-traumatic stress disorder and anxiety disorders. *European Journal of Psychotraumatology, 15*(1), 2418248. https://doi.org/10.1080/20008066.2024.2418248

Jayaraman, P., Desman, J., Sabounchi, M., Nadkarni, G. N., & Sakhuja, A. (2024). A Primer on Reinforcement Learning in Medicine for Clinicians. *Npj Digital Medicine, 7*(1), 337. https://doi.org/10.1038/s41746-024-01316-0

Jelassi, M., Matteli, K., Ben Khalfallah, H., & Demongeot, J. (2024). Enhancing personalized mental health support through artificial intelligence: Advances in speech and text analysis within online therapy platforms. *Information, 15*(12), 813. https://doi.org/10.3390/info15120813

Jeong, D., Lee, H., Yang, H., Park, J. C., & Lee, S. M. (2025). Ai integration in counseling training: Aiding counselors-in-training in self-efficacy enhancement and anxiety reduction. *Journal of Counseling & Development.* Advance online publication. https://doi.org/10.1002/jcad.12560

Joint Artificial Intelligence Board (AIB), & Medical Device Coordination Group (MDCG). (2025). *Interplay between the Medical Devices Regulation (MDR) & In vitro Diagnostic Medical Devices Regulation (IVDR) and the Artificial Intelligence Act (AIA)* (No. MDCG 2025-6). EU / Europäische Kommission.

Jurafsky, D., & Martin, J. H. (2025). *Speech and Language Processing: An Introduction to Natural Language Processing, Computational Linguistics, and Speech Recognition with Language Models* (3rd ed). https://web.stanford.edu/~jurafsky/slp3/

Kalla, D., Smith, N., Samaah, F., & Kuraku, S. (2023). *Study and Analysis of Chat GPT and its Impact on Different Fields of Study* (SSRN Scholarly Paper No. 4402499). Social Science Research Network. https://papers.ssrn.com/abstract=4402499

Kapella, O., & Hornung, H. (2024). Onlineberatung im psychosozialen Kontext: Praxis | Definition | Einstellung. *ÖIF Forschungsbericht, 53*. https://doi.org/10.25365/phaidra.501

Kargarandehkordi, A., Li, S., Lin, K., Phillips, K. T., Benzo, R. M., & Washington, P. (2025). Fusing wearable biosensors with artificial intelligence for mental health monitoring: A systematic review. Biosensors, 15(4), 202. https://doi.org/10.3390/bios15040202

Karthikeyan, C. (2024). *AI Influence for Revolutionizing Virtual Reality (VR) Therapy: An Exploratory Study* (S. 217–241). https://doi.org/10.4018/979-8-3693-3498-0.ch010

Karyotaki, E., Efthimiou, O., Miguel, C., Bermpohl, F. M. G., Furukawa, T. A., Cuijpers, P., Individual Patient Data Meta-Analyses for Depression (IPDMA-DE) Collaboration, et al. (2021). Internet-Based Cognitive Behavioral Therapy for Depression: A Systematic Review and Individual Patient Data Network

Meta-analysis. *JAMA psychiatry, 78*(4), 361, 371. https://doi.org/10.1001/jamapsychiatry.2020.4364
Keshav, N. U., Vogt-Lowell, K., Vahabzadeh, A., & Sahin, N. T. (2019). Digital Attention-Related Augmented-Reality Game: Significant Correlation between Student Game Performance and Validated Clinical Measures of Attention-Deficit/Hyperactivity Disorder (ADHD). *Children, 6*(6), Article 6. https://doi.org/10.3390/children6060072
Kessler, R. C., Wittchen, H.-U., Abelson, J., & Zhao, S. (2000). Methodological issues in assessing psychiatric disorders with self-reports. In: *The science of self-report: Implications for research and practice* (pp. 229–255). Mahwah, NJ: Lawrence Erlbaum Associates Publishers.
Kiegaldie, D., & Shaw, L. (2023). Virtual reality simulation for nursing education: effectiveness and feasibility. *BMC nursing, 22*(1), 488. https://doi.org/10.1186/s12912-023-01639-5
Kim, A. Y., Jang, E. H., Lee, S.-H., Choi, K.-Y., Park, J. G., & Shin, H.-C. (2023). Automatic Depression Detection Using Smartphone-Based Text-Dependent Speech Signals: Deep Convolutional Neural Network Approach. *Journal of Medical Internet Research, 25*, e34474. https://doi.org/10.2196/34474
Kim, S., & Kim, E. (2020). The Use of Virtual Reality in Psychiatry: A Review. *Soa--ch'ongsonyon chongsin uihak = Journal of child & adolescent psychiatry, 31*(1), 26–32. https://doi.org/10.5765/jkacap.190037
Kizhakkeveetil, C. V. (2025, Juli 31). *Achieving EU MDR approval when you are approved under FDA*. Mantra Systems. https://mantrasystems.com/articles/achieving-eu-mdr-approval-when-you-are-approved-under-fda
Kleine, A.-K., Kokje, E., Lermer, E., & Gaube, S. (2023). Attitudes Toward the Adoption of 2 Artificial Intelligence – Enabled Mental Health Tools Among Prospective Psychotherapists: Cross-sectional Study. *JMIR Human Factors, 10*, e46859. https://doi.org/10.2196/46859
Klos, M. C., Escoredo, M., Joerin, A., Lemos, V. N., Rauws, M., & Bunge, E. L. (2021). Artificial Intelligence–Based Chatbot for Anxiety and Depression in University Students: Pilot Randomized Controlled Trial. *JMIR Formative Research, 5*(8), e20678. https://doi.org/10.2196/20678
Kosinski, M. (2024). Evaluating Large Language Models in Theory of Mind Tasks. *Proceedings of the National Academy of Sciences, 121*(45), e2405460121. https://doi.org/10.1073/pnas.2405460121
Kühne, S., Jacobsen, J., Legewie, N., & Dollmann, J. (2025). Attitudes Toward AI Usage in Patient Health Care: Evidence From a Population Survey Vignette Experiment. *Journal of Medical Internet Research, 27*(1), e70179. https://doi.org/10.2196/70179
Kumar, M., Abhayapala, T. D., & Samarasinghe, P. (2022). A Preliminary Investigation on Frequency Dependant Cues for Human Emotions. *Acoustics, 4*(2), 460–468. https://doi.org/10.3390/acoustics4020028
Kuo, P. B., Tanana, M. J., Goldberg, S. B., Caperton, D. D., Narayanan, S., Atkins, D. C., & Imel, Z. E. (2024). Machine-Learning-Based Prediction of Client Distress From Session Recordings. *Clinical Psychological Science, 12*(3), 435–446. https://doi.org/10.1177/21677026231172694

La Malfa, E., La Malfa, G., Nicosia, G., & Latora, V. (2024). Deep Neural Networks via Complex Network Theory: A Perspective. *Proceedings of the Thirty-ThirdInternational Joint Conference on Artificial Intelligence*, 4361–4369. https://doi.org/10.24963/ijcai.2024/482

Lacalle, H. (2025, August 19). AI Medical Device Software under EU MDR & IVDR. *Decomplix*. https://decomplix.com/ai-medical-device-software-eu-mdr-ivdr/

Lachowicz, A. M., Houben, M., Ottaviani, C., Van Diest, I., Wampers, M., Cornelis, J., Myin-Germeys, I., & Vaessen, T. (2024). *Efficacy of slow-paced breathing as a just-in-time adaptive intervention for anxiety, a randomized controlled study* (Preprint). OSF. https://doi.org/10.XXXX/XXXXXX

Lalk, C., Steinbrenner, T., Kania, W., Popko, A., Wester, R., Schaffrath, J., Eberhardt, S., Schwartz, B., Lutz, W., & Rubel, J. (2024). Measuring Alliance and Symptom Severity in Psychotherapy Transcripts Using Bert Topic Modeling. *Administration and policy in mental health*, *51*(4), 509–524. https://doi.org/10.1007/s10488-024-01356-4

Lambe, S., Knight, I., Kabir, T., West, J., Patel, R., Lister, R., Rosebrock, L., Rovira, A., Garnish, B., Freeman, J., M. Clark, D., Waite, F., & Freeman, D. (2020). Developing an automated VR cognitive treatment for psychosis: gameChange VR therapy. *Journal of Behavioral and Cognitive Therapy*, *30*(1), 33–40. https://doi.org/10.1016/j.jbct.2019.12.001

Laricheva, M., Liu, Y., Shi, E., & Wu, A. (2024). Scoping review on natural language processing applications in counselling and psychotherapy. *British Journal of Psychology*, *n/a*(n/a). https://doi.org/10.1111/bjop.12721

Laskoski, P. B., Serralta, F. B., Passos, I. C., & Hauck, S. (2019). Machine-learning approaches in psychotherapy: a promising tool for advancing the understanding of the psychotherapeutic process. *Revista brasileira de psiquiatria (Sao Paulo, Brazil: 1999)*, *41*(6), 568–569. https://doi.org/10.1590/1516-4446-2018-0295

Lattie, E. G., Stiles-Shields, C., & Graham, A. K. (2022). An overview of and recommendations for more accessible digital mental health services. *Nature reviews psychology*, *1*(2), 87–100. https://doi.org/10.1038/s44159-021-00003-1

Lau, H. M., Smit, J. H., Fleming, T. M., & Riper, H. (2017). Serious Games for Mental Health: Are They Accessible, Feasible, and Effective? A Systematic Review and Meta-analysis. *Frontiers in Psychiatry*, *7*. https://doi.org/10.3389/fpsyt.2016.00209

Lee, A. T., Ramasamy, R. K., & Subbarao, A. (2025). Understanding Psychosocial Barriers to Healthcare Technology Adoption: A Review of TAM Technology Acceptance Model and Unified Theory of Acceptance and Use of Technology and UTAUT Frameworks. *Healthcare*, *13*(3), 250. https://doi.org/10.3390/healthcare13030250

Lee, H. S., Wright, C., Ferranto, J., Buttimer, J., Palmer, C. E., Welchman, A., Mazor, K. M., Fisher, K. A., Smelson, D., O'Connor, L., Fahey, N., & Soni, A. (2024). Artificial intelligence conversational agents in mental health: Patients see potential, but prefer humans in the loop. *Frontiers in Psychiatry, 15*, 1505024. https://doi.org/10.3389/fpsyt.2024.1505024

Lee, Y.-C., Yamashita, N., & Huang, Y. (2020a). Designing a Chatbot as a Mediator for Promoting Deep Self-Disclosure to a Real Mental Health Professional. *Proc. ACM Hum.-Comput. Interact., 4*(CSCW1), 31:1–31:27. https://doi.org/10.1145/3392836

Lee, Y.-C., Yamashita, N., Huang, Y., & Fu, W. (2020b). ›I Hear You, I Feel You‹: Encouraging Deep Self-disclosure through a Chatbot. *Proceedings of the 2020 CHI Conference on Human Factors in Computing Systems*, 1–12. https://doi.org/10.1145/3313831.3376175

Levy, A. N., Nittas, V., & Wray, T. B. (2023). Patient Perceptions of In Vivo Versus Virtual Reality Exposures for the Treatment of Anxiety Disorders: Cross-Sectional Survey Study. *JMIR Formative Research*, 7(1), e47443. https://doi.org/10.2196/47443

Li, H., Zhang, R., Lee, Y. C., Kraut, R. E., & Mohr, D. C. (2023). Systematic review and meta-analysis of AI-based conversational agents for promoting mental health and well-being. *NPJ digital medicine, 6*(1), 236. https://doi.org/10.1038/s41746-023-00979-5

Li, J., Li, Y., Hu, Y., Ma, D. C. F., Mei, X., Chan, E. A., & Yorke, J. (2025). Chatbot-Delivered Interventions for Improving Mental Health Among Young People: A Systematic Review and Meta-Analysis. *Worldviews on Evidence-Based Nursing, 22*(4), e70059. https://doi.org/10.1111/wvn.70059

Li, X., Hess, T. J., & Valacich, J. S. (2008). Why do we trust new technology? A study of initial trust formation with organizational information systems. *The Journal of Strategic Information Systems, 17*(1), 39–71. https://doi.org/10.1016/j.jsis.2008.01.001

Li, Z., Li, W., Wei, Y., Gui, G., Zhang, R., Liu, H., Chen, Y., & Jiang, Y. (2021). Deep learning based automatic diagnosis of first-episode psychosis, bipolar disorder and healthy controls. *Computerized Medical Imaging and Graphics, 89*, 101882. https://doi.org/10.1016/j.compmedimag.2021.101882

Limone, P., Messina, G., & Toto, G. A. (2022). Serious games and eating behaviors: A systematic review of the last 5 years (2018–2022). *Frontiers in Nutrition, 9*. https://doi.org/10.3389/fnut.2022.978793

Lin, B., Cecchi, G., & Bouneffouf, D. (2023). Psychotherapy AI companion with reinforcement learning recommendations and interpretable policy dynamics. In: *Companion Proceedings of the ACM Web Conference 2023 (WWW '23 Companion)* (pp. 1138–1145). ACM. https://doi.org/10.1145/3543873.3587623

Lippert, C., Rudolph, E., Poltermann, A., Engert, N., Lehmann, R., & Albrecht, J. (2024). Generative KI in der beraterischen Ausbildung: Der Einsatz eines virtuellen Klientin als Übungstool für angehende Onlineberater:innen. *E-Beratungsjournal, 20*(1), 41–60. https://doi.org/10.48341/tcgc-st69

Liu, L., & Xu, X. (2023). Self-attention Mechanism at the Token Level: Gradient Analysis and Algorithm Optimization. *Knowledge-Based Systems, 277*, 110784. https://doi.org/10.1016/j.knosys.2023.110784

Liu, R., Mancuso, C. A., Yannakopoulos, A., Johnson, K. A., & Krishnan, A. (2020). Supervised learning is an accurate method for network-based gene classification. *Bioinformatics, 36*(11), 3457–3465. https://doi.org/10.1093/bioinformatics/btaa150

Liu, X., Xu, J., & Sun, T. (2025). *PsyCounAssist: A full-cycle AI-powered psychological counseling assistant system* (preprint). *arXiv*. https://doi.org/10.48550/arXiv.2504.16573

Liu, Y., Xia, S., Nie, J., Wei, P., Shu, Z., Chang, J. A., & Jiang, X. (2022). aiMSE: Toward an AI-Based Online Mental Status Examination. *IEEE Pervasive Computing, 21*(4), 46–54. https://doi.org/10.1109/MPRV.2022.3172419

LoParo, D., Dunlop, B. W., Nemeroff, C. B., Mayberg, H. S., & Craighead, W. E. (2025). Prediction of individual patient outcomes to psychotherapy vs medication for major depression. *Npj mental health research, 4*(1), 4. https://doi.org/10.1038/s44184-025-00119-9

Louie, R., Orney, I. H., Pacheco, J. P., Shah, R. S., Brunskill, E., & Yang, D. (2025). *Can LLM-simulated practice and feedback upskill human counselors? A randomized study with 90+ novice counselors* (preprint). *arXiv*. https://doi.org/10.48550/arXiv.2505.02428

Lucas, G. M., Gratch, J., King, A., & Morency, L.-P. (2014). It's only a computer: Virtual humans increase willingness to disclose. *Computers in Human Behavior, 37*, 94–100. https://doi.org/10.1016/j.chb.2014.04.043

Lucas, G. M., Rizzo, A., Gratch, J., Scherer, S., Stratou, G., Boberg, J., & Morency, L.-P. (2017). Reporting Mental Health Symptoms: Breaking Down Barriers to Care with Virtual Human Interviewers. *Frontiers in Robotics and AI, 4*. https://doi.org/10.3389/frobt.2017.00051

Luckner, S., & Lauer, W. (2025). Regulatorische Einordnung KI-basierter Produkte für die medizinische Anwendung auf Basis von EU AI Act und MDR/IVDR. *Bundesgesundheitsblatt – Gesundheitsforschung – Gesundheitsschutz, 68*(8), 854–861. https://doi.org/10.1007/s00103-025-04091-9

Ludewig, G., Klose, C., Hunze, L., & Matenaar, S. (2021). Digitale Gesundheitsanwendungen: Gesetzliche Einführung patientenzentrierter digitaler Innovationen in die Gesundheitsversorgung. *Bundesgesundheitsblatt – Gesundheitsforschung – Gesundheitsschutz, 64*(10), 1198–1206. https://doi.org/10.1007/s00103-021-03407-9

Lukas, C. (2025). *A Study about Distribution and Acceptance of Conversational Agents for Mental Health in Germany: Keep the Human in the Loop?* (No. arXiv:2502.00005). arXiv. https://doi.org/10.48550/arXiv.2502.00005

Lumivero. (2025). NVivo Transcription: Fast transcription software. Retrieved from https://lumivero.com/products/nvivo-transcription/

Luxton, D. (2020). Ethical implications of conversational agents in global public health. *Bulletin of the World Health Organization, 98*, 285–287. https://doi.org/10.2471/BLT.19.237636

Ma, N., Khynevych, R., Hao, Y., & Wang, Y. (2025). Effect of anthropomorphism and perceived intelligence in chatbot avatars of visual design on user experience: Accounting for perceived empathy and trust. *Frontiers in Computer Science, 7*. https://doi.org/10.3389/fcomp.2025.1531976

Madububambachu, U., Ukpebor, A., & Ihezue, U. (2024). Machine Learning Techniques to Predict Mental Health Diagnoses: A Systematic Literature Review. *Clinical Practice & epidemiology in mental health*. https://doi.org/10.2174/0117450179315688240607052117

Mahmoudi-Nejad, A., Guzdial, M., & Boulanger, P. (2024). *Spiders Based on Anxiety: How Reinforcement Learning Can Deliver Desired User Experience in Virtual Reality Personalized Arachnophobia Treatment* (No. arXiv:2409.17406). arXiv. https://doi.org/10.48550/arXiv.2409.17406

Malgaroli, M., Hull, T. D., Zech, J. M., & Althoff, T. (2023). Natural language processing for mental health interventions: a systematic review and research framework. *Translational psychiatry*, *13*(1), 309. https://doi.org/10.1038/s41398-023-02592-2

Malouin-Lachance, A., Capolupo, J., Laplante, C., & Hudon, A. (2025). Does the Digital Therapeutic Alliance Exist? Integrative Review. *JMIR Mental Health*, *12*(1), e69294. https://doi.org/10.2196/69294

Maples-Keller, J. L., Bunnell, B. E., Kim, S. J., & Rothbaum, B. O. (2017). The Use of Virtual Reality Technology in the Treatment of Anxiety and Other Psychiatric Disorders. *Harvard review of psychiatry*, *25*(3), 103–113. https://doi.org/10.1097/HRP.0000000000000138

Masters, K., MacNeil, H., Benjamin, J., Carver, T., Nemethy, K., Valanci-Aroesty, S., Taylor, D. C. M., Thoma, B., & Thesen, T. (2025). Artificial Intelligence in Health Professions Education assessment: AMEE Guide No. 178. *Medical teacher*, 1–15. Advance online publication. https://doi.org/10.1080/0142159X.2024.2445037

Maurya, R. K., Montesinos, S., Bogomaz, M., & DeDiego, A. C. (2024). Assessing the use of ChatGPT as a psychoeducational tool for mental health practice. *Counselling and Psychotherapy Research*, *n/a*(n/a). https://doi.org/10.1002/capr.12759

Maven (2025, Jan 3). 510(k) FDA Clearance vs. CE Marking Submission: Key Difference. *Maven Profcon Services LLP*. https://mavenprofserv.com/blog/us-fda-510k-vs-ce-marking-differences-similarities/

Mayor, E. (2025). Chatbots and mental health: A scoping review of reviews. *Current Psychology: A Journal for Diverse Perspectives on Diverse Psychological Issues*. Advance online publication. https://doi.org/10.1007/s12144-025-08094-2

Mazur, A., Costantino, H., Tom, P., Wilson, M. P., & Thompson, R. G. (2025). Evaluation of an AI-Based Voice Biomarker Tool to Detect Signals Consistent With Moderate to Severe Depression. *The Annals of Family Medicine*, *23*(1), 60–65. https://doi.org/10.1370/afm.240091

McCarthy, J. (1956). *A proposal for the Dartmouth Summer Research Project on Artificial Intelligence*. http://jmc.stanford.edu/articles/dartmouth/dartmouth.pdf

McCarthy, J. (2007). What is artificial intelligence? [Unveröffentlichtes Manuskript]. *Stanford University*.

Meadi, M., Sillekens, T., Metselaar, S., Van Balkom, A., Bernstein, J., & Batelaan, N. (2025). Exploring the Ethical Challenges of Conversational AI in Mental

Health Care: Scoping Review. *JMIR Mental Health, 12*, e60432. https://doi.org/10.2196/60432

Medical Device Coordination Group (MDCG). (2025). *Interplay between the Medical Devices Regulation (MDR) & In vitro Diagnostic Medical Devices Regulation (IVDR) and the Artificial Intelligence Act (AIA)* (No. AIB 2025-1 / MDCG 2025-6). European Commission. https://health.ec.europa.eu/document/download/b78a17d7-e3cd-4943-851d-e02a2f22bbb4_en?filename=mdcg_2025-6_en.pdf

Medizinischer Dienst Bund. (2025). *Künstliche Intelligenz in Medizinprodukten: Neue Herausforderungen durch den »AI-Act« der EU.*

Mehta, A., Niles, A. N., Vargas, J. H., Marafon, T., Couto, D. D., & Gross, J. J. (2021). Acceptability and Effectiveness of Artificial Intelligence Therapy for Anxiety and Depression (Youper): Longitudinal Observational Study. *Journal of Medical Internet Research, 23*(6), e26771. https://doi.org/10.2196/26771

Meinke, C., Hornstein, S., Schmidt, J., Arolt, V., Dannlowski, U., Deckert, J., Domschke, K., et al. (2024). Advancing the personalized advantage index (PAI): a systematic review and application in two large multi-site samples in anxiety disorders. *Psychological medicine*, 1–13. Advance online publication. https://doi.org/10.1017/S0033291724003118

Merry, S. N., Stasiak, K., Shepherd, M., Frampton, C., Fleming, T., & Lucassen, M. F. G. (2012). The effectiveness of SPARX, a computerised self help intervention for adolescents seeking help for depression: Randomised controlled non-inferiority trial. *BMJ, 344*, e2598. https://doi.org/10.1136/bmj.e2598

Messer, S. B. (2013). Three mechanisms of change in psychodynamic therapy: Insight, affect, and alliance. *Psychotherapy, 50*(3), 408–412. https://doi.org/10.1037/a0032414

Michael, D. R., & Chen, S. (2006). *Serious Games: Games that Educate, Train and Inform*. Thomson Course Technology (open library).

Mitsea, E., Drigas, A., & Skianis, C. (2025). A Systematic Review of Serious Games in the Era of Artificial Intelligence, Immersive Technologies, the Metaverse, and Neurotechnologies: Transformation Through Meta-Skills Training. *Electronics, 14*(4), Article 4. https://doi.org/10.3390/electronics14040649

Mittermaier, M., Raza, M. M., & Kvedar, J. C. (2023). Bias in AI-based models for medical applications: Challenges and mitigation strategies. *NPJ Digital Medicine, 6*, 113. https://doi.org/10.1038/s41746-023-00858-z

Moggia, D., Lutz, W., Brakemeier, E. L., & Bickman, L. (2024). Treatment Personalization and Precision Mental Health Care: Where are we and where do we want to go?. *Administration and policy in mental health, 51*(5), 611–616. https://doi.org/10.1007/s10488-024-01407-w

Mühl, L., Stecker, L., Herter, E., Szczuka, J. M., Wischnewski, M., & Krämer, N. (2024). Integrating AI in Psychotherapy: An Investigation of Trust in Voicebot Therapists. *Proceedings of the 13th Nordic Conference on Human-Computer Interaction*, 1–9. https://doi.org/10.1145/3679318.3685353

Müller-Peltzer, P. (2024, September 30). *Künstliche Intelligenz – wer haftet, wenn ein Roboter versagt?* https://www.srd-rechtsanwaelte.de/blog/kuenstliche-intelligenz-haftung

Mundt, J. C., Vogel, A. P., Feltner, D. E., & Lenderking, W. R. (2012). Vocal acoustic biomarkers of depression severity and treatment response. *Biological Psychiatry*, *72*(7), 580–587. https://doi.org/10.1016/j.biopsych.2012.03.015

Nagaraj, P., Bharath Kumar, C., Kumar, K. C., Venu, B., Sekar, R. R., & Rajkumar, T. D. (2023). Customer Segmentation Using Supervised and Unsupervised Machine Learning Techniques. *2023 International Conference on Data Science, Agents & Artificial Intelligence (ICDSAAI)*, 1–6. https://doi.org/10.1109/ICDSAAI59313.2023.10452643

Nahum-Shani, I., Smith, S. N., Spring, B. J., Collins, L. M., Witkiewitz, K., Tewari, A., & Murphy, S. A. (2018). Just-in-Time Adaptive Interventions (JITAIs) in Mobile Health: Key Components and Design Principles for Ongoing Health Behavior Support. *Annals of behavioral medicine: a publication of the Society of Behavioral Medicine*, *52*(6), 446–462. https://doi.org/10.1007/s12160-016-9830-8

Nass, C., Moon, Y., Fogg, B. J., Reeves, B., & Dryer, D. C. (1995). Can computer personalities be human personalities? *International Journal of Human-Computer Studies*, *43*(2), 223–239. https://doi.org/10.1006/ijhc.1995.1042

Ng, S. W. T., & Zhang, R. (2025). Trust in AI chatbots: A systematic review. *Telematics and Informatics*, *97*, 102240. https://doi.org/10.1016/j.tele.2025.102240

Ni, Y., & Jia, F. (2025). A scoping review of AI-driven digital interventions in mental health care: Mapping applications across screening, support, monitoring, prevention, and clinical education. *Healthcare*, *13*(10), 1205. https://doi.org/10.3390/healthcare13101205

Ning, Y., Teixayavong, S., Shang, Y., Savulescu, J., Nagaraj, V., Miao, D., Mertens, M., et al. (2024). Generative artificial intelligence and ethical considerations in health care: A scoping review and ethics checklist. *The Lancet Digital Health*, *6*(11), e848–e856. https://doi.org/10.1016/S2589-7500(24)00143-2

Obermeyer, Z., Powers, B., Vogeli, C., & Mullainathan, S. (2019). Dissecting racial bias in an algorithm used to manage the health of populations. *Science*, *366*(6464), 447–453. https://doi.org/10.1126/science.aax2342

Olson, G. M., Damme, K. S. F., Cowan, H. R., Alliende, L. M., & Mittal, V. A. (2024). Emotional tone in clinical high risk for psychosis: novel insights from a natural language analysis approach. *Frontiers in psychiatry*, *15*, 1389597. https://doi.org/10.3389/fpsyt.2024.1389597

Oudin, A., Maatoug, R., Bourla, A., Ferreri, F., Bonnot, O., Millet, B., Schoeller, F., Mouchabac, S., & Adrien, V. (2023). Digital Phenotyping: Data-Driven Psychiatry to Redefine Mental Health. *Journal of medical Internet research*, *25*, e44502. https://doi.org/10.2196/44502

Palmer, A., & Schwan, D. (2022). Beneficent dehumanization: Employing artificial intelligence and carebots to mitigate shame-induced barriers to medical care. *Bioethics*, *36*(2), 187–193. https://doi.org/10.1111/bioe.12986

Park, G., Chung, J., & Lee, S. (2023). Human vs. machine-like representation in chatbot mental health counseling: The serial mediation of psychological distance and trust on compliance intention. *Current Psychology (New Brunswick, N.j.)*, 1–12. https://doi.org/10.1007/s12144-023-04653-7

Perez Arribas, I., Goodwin, G. M., Geddes, J. R., Lyons, T., & Saunders, K. E. A. (2018). A signature-based machine learning model for distinguishing bipolar disorder and borderline personality disorder. *Translational Psychiatry*, *8*(1), 274. https://doi.org/10.1038/s41398-018-0334-0

Perski, O., Crane, D., Beard, E., & Brown, J. (2019). Does the addition of a supportive chatbot promote user engagement with a smoking cessation app? An experimental study. *Digital Health*, *5*, 2055207619880676. https://doi.org/10.1177/2055207619880676

Pichowicz, W., Kotas, M., & Piotrowski, P. (2025). Performance of mental health chatbot agents in detecting and managing suicidal ideation. *Scientific Reports*, *15*(1), 31652. https://doi.org/10.1038/s41598-025-17242-4

Ping, Y. (2024). Experience in psychological counseling supported by artificial intelligence technology. *Technology and Health Care*, *32*(6), 3871–3888. https://doi.org/10.3233/THC-230809

Pit dos Santos, M., Heckler, W. F., Bavaresco, R. S., & Barbosa, J. L. V. (2024). Machine learning applied to digital phenotyping: A systematic literature review and taxonomy. *Computers in Human Behavior*, *161*, 108422. https://doi.org/10.1016/j.chb.2024.108422

Posner, K., Brown, G. K., Stanley, B., Brent, D. A., Yershova, K. V., Oquendo, M. A., Currier, G. W., Melvin, G. A., Greenhill, L., Shen, S., & Mann, J. J. (2011). The Columbia-Suicide Severity Rating Scale: Initial Validity and Internal Consistency Findings From Three Multisite Studies With Adolescents and Adults. *The American journal of psychiatry*, *168*(12), 1266–1277. https://doi.org/10.1176/appi.ajp.2011.10111704

Prakash, A. V., & Das, S. (2020). Intelligent Conversational Agents in Mental Healthcare Services: A Thematic Analysis of User Perceptions. *Pacific Asia Journal of the Association for Information Systems*, *12*(2). https://doi.org/10.17705/1pais.12201

Prasuna, R. G., & Potturu, S. R. (2024). Deep reinforcement learning in mobile robotics – a concise review. *Multimedia Tools and Applications*, *83*(28), 70815–70836. https://doi.org/10.1007/s11042-024-18152-9

Prinz, T., Schreitmüller, Z., & Handorn, B. (2023). *Marktzugang von kontinuierlich-lernenden KI-Systemen in der Medizin.*

PsyTechVR. (2025). *VR-Training in university and school: Transforming psychology and psychiatry education*. PsyTechVR. Abgerufen am 12. August 2025, from https://psytechvr.com/vr-training-in-university-and-school

Pugh, S. L., Chandler, C., Cohen, A. S., Diaz-Asper, C., Elvevåg, B., & Foltz, P. W. (2024). Assessing dimensions of thought disorder with large language models: The tradeoff of accuracy and consistency. *Psychiatry Research*, *341*, 116119. https://doi.org/10.1016/j.psychres.2024.116119

Qian, T., Walton, A. E., Collins, L. M., Klasnja, P., Lanza, S. T., Nahum-Shani, I., Rabbi, M., Russell, M. A., Walton, M. A., Yoo, H., & Murphy, S. A. (2022). The

microrandomized trial for developing digital interventions: Experimental design and data analysis considerations. *Psychological methods, 27*(5), 874, 894. https://doi.org/10.1037/met0000283
Rabeyron, T. (2025). Artificial intelligence and psychoanalysis: Is it time for psychoanalyst.AI? *Frontiers in Psychiatry, 16*. https://doi.org/10.3389/fpsyt.2025.1558513
Raile, P. (2024). The usefulness of ChatGPT for psychotherapists and patients. *Humanities and Social Sciences Communications, 11*(1), 47. https://doi.org/10.1057/s41599-023-02567-0
Rasool, A., Aslam, S., Hussain, N., Imtiaz, S., & Riaz, W. (2025). nBERT: Harnessing NLP for Emotion Recognition in Psychotherapy to Transform Mental Health Care. *Information, 16*(4), 301. https://doi.org/10.3390/info16040301
Rebelo, A. D., Verboom, D. E., dos Santos, N. R., & de Graaf, J. W. (2023). The impact of artificial intelligence on the tasks of mental healthcare workers: A scoping review. *Computers in Human Behavior: Artificial Humans, 1*(2), 100008. https://doi.org/10.1016/j.chbah.2023.100008
Reeves, B., & Nass, C. I. (1996). *The media equation: How people treat computers, television, and new media like real people and places* (S. xiv, 305). Cambridge University Press.
Reik, T. (with Internet Archive). (1948). *Listening with the third ear; the inner experience of a psychoanalyst*. New York: Farrar, Straus. http://archive.org/details/listeningwiththireikrich
Reutens, S., Dandolo, C., Looi, R. C. H., Karystianis, G. C., & Looi, J. C. L. (2025). The uses and misuses of artificial intelligence in psychiatry: Promises and challenges. *Australasian Psychiatry, 33*(1), 9–11. https://doi.org/10.1177/10398562241280348
Riches, S., Iannelli, H., Reynolds, L., Fisher, H. L., Cross, S., & Attoe, C. (2022). Virtual reality-based training for mental health staff: a novel approach to increase empathy, compassion, and subjective understanding of service user experience. *Advances in simulation (London, England), 7*(1), 19. https://doi.org/10.1186/s41077-022-00217-0
Rieke, N., Hancox, J., Li, W., Milletari, F., Roth, H. R., Albarqouni, S., Bakas, S., et al. (2020). The future of digital health with federated learning. NPJ digital medicine, 3, 119. https://doi.org/10.1038/s41746-020-00323-1
Rkia, A., Fatima-Azzahrae, A., Mehdi, A., & Lily, L. (2024). NLP and Topic Modeling with LDA, LSA, and NMF for Monitoring Psychosocial Well-being in Monthly Surveys. *Procedia Computer Science, 251*, 398–405. https://doi.org/10.1016/j.procs.2024.11.126
Roa, T. M., Biller-Andorno, N., & Trachsel, M. (2021). The Ethics of Artificial Intelligence in Psychotherapy. In: M. Trachsel, J. Gaab, N. Biller-Andorno, Ş. Tekin, & J. Z. Sadler (Eds), *Oxford Handbook of Psychotherapy Ethics* (p. 0). Oxford University Press. https://doi.org/10.1093/oxfordhb/9780198817338.013.91
Rollmann, I., Gebhardt, N., Stahl-Toyota, S., Simon, J., Sutcliffe, M., Friederich, H.-C., & Nikendei, C. (2023). Systematic review of machine learning utiliza-

tion within outpatient psychodynamic psychotherapy research. *Frontiers in Psychiatry, 14*, 1055868. https://doi.org/10.3389/fpsyt.2023.1055868

Romanovskyi, O., Pidbutska, N., & Knysh, A. (2021). Elomia Chatbot: The Effectiveness of Artificial Intelligence in the Fight for Mental Health. *COLINs 5th International Conference on Computational Linguistics and Intelligent Systems*, 1215–1224.

Ropero, J., Denecke, K., Rivera-Romero, O., & Gabarron, E. (2023). Personalized Digital Solutions for Mental Health. *Studies in health technology and informatics, 309*, 282–286. https://doi.org/10.3233/SHTI230797

Rosenström, T. H., Saarni, S. E., Saarni, S. I., Tammilehto, J., & Stenberg, J. H. (2025). Efficacy and effectiveness of therapist-guided internet versus face-to-face cognitive behavioural therapy for depression via counterfactual inference using naturalistic registers and machine learning in Finland: a retrospective cohort study. *The lancet. Psychiatry, 12*(3), 189, 197. https://doi.org/10.1016/S2215-0366(24)00404-8

Rosi, A., Rose, S., Murugan, C. A., Balamurugan, E., Priya, S., & Lalitha, K. S. (2024). *Automated Gesture Recognition using Deep Learning Model for Visually Challenged People* (p. 6). https://doi.org/10.1109/ACCAI61061.2024.10602059

Rothbaum, B. O., Hodges, L. F., Kooper, R., Opdyke, D., Williford, J. S., & North, M. (1995). Virtual reality graded exposure in the treatment of acrophobia: A case report. *Behavior Therapy, 26*(3), 547–554. https://doi.org/10.1016/S0005-7894(05)80100-5

Russell, S., & Norvig, P. (2023). *Künstliche Intelligenz: Ein moderner Ansatz* (4th ed). München: Pearson Studium.

Rządeczka, M., Sterna, A., Stolińska, J., Kaczyńska, P., & Moskalewicz, M. (2025). The Efficacy of Conversational AI in Rectifying the Theory-of-Mind and Autonomy Biases: Comparative Analysis. *JMIR Mental Health, 12*, e64396. https://doi.org/10.2196/64396

Saeidnia, H. R., Hashemi Fotami, S. G., Lund, B., & Ghiasi, N. (2024). Ethical Considerations in Artificial Intelligence Interventions for Mental Health and Well-Being: Ensuring Responsible Implementation and Impact. *Social Sciences, 13*(7), 381. https://doi.org/10.3390/socsci13070381

Safran, J. D., & Muran, J. C. (2000). *Negotiating the therapeutic alliance: A relational treatment guide* (pp. x, 260). London: Guilford Press.

Sahu, N. K., Sneh, A., Gupta, S., & Lone, H. R. (2025). *Real-world receptivity to adaptive mental health interventions: Findings from an in-the-wild study* (Version 1). arXiv. https://doi.org/10.48550/arXiv.2508.02817

Sarker, I. H. (2021a). Deep Learning: A Comprehensive Overview on Techniques, Taxonomy, Applications and Research Directions. *SN Computer Science, 2*(6), 420. https://doi.org/10.1007/s42979-021-00815-1

Sarker, I. H. (2021b). Machine Learning: Algorithms, Real-World Applications and Research Directions. *SN Computer Science, 2*(3), 160. https://doi.org/10.1007/s42979-021-00592-x

Saßmannshausen, T., Burggräf, P., Wagner, J., Hassenzahl, M., Heupel, T., & Steinberg, F. (2021). Trust in artificial intelligence within production management – an exploration of antecedents. *Ergonomics, 64*(10), 1333–1350. https://doi.org/10.1080/00140139.2021.1909755

Saxler, E., Schindler, T., Philipsen, A., Schulze, M., & Lux, S. (2024). Therapeutic alliance in individual adult psychotherapy: A systematic review of conceptualizations and measures for face-to-face- and online-psychotherapy. *Frontiers in Psychology, 15,* 1293851. https://doi.org/10.3389/fpsyg.2024.1293851

Schäfer, L. M. (2024). Künstliche Intelligenz als Dritte Instanz in der Psychotherapie: Wie eine sinnvolle Integration von Künstlicher Intelligenz in den psychotherapeutischen Binnenraum aussehen könnte. In: B. Te Wildt, G. Lauer, & R. Schmidt (Hrsg), *Was machen Digitalisierung und Künstliche Intelligenz mit der Psychotherapie?* (S. 111–128). Berlin: De Gruyter. https://doi.org/10.1515/9783111509341-007

Scharff, J. S. (Ed.). (2013). *Psychoanalysis online: Mental health, teletherapy, and training*. London: Routledge.

Schemmer, M., Kühl, N., & Satzger, G. (2021). *Intelligent decision assistance versus automated decision-making: Enhancing knowledge work through explainable artificial intelligence*. In: Proceedings of the 55th Hawaii International Conference on System Sciences (HICSS-55). https://doi.org/10.48550/arXiv.2109.13827

Schmidt, L., Pawlitzki, M., Renard, B. Y., Meuth, S. G., & Masanneck, L. (2024). The three-year evolution of Germany's Digital Therapeutics reimbursement program and its path forward. *Npj Digital Medicine*, 7(1), 139. https://doi.org/10.1038/s41746-024-01137-1

Schönhart, S. (2025). KI-Anwendungen als unterstützendes Werkzeug in der Psychotherapie. *Zeitschrift für freie psychoanalytische Forschung und Individualpsychologie, 12*(1), Article 1. https://doi.org/10.15136/2025.12.1.1-12

Sebri, V., Pizzoli, S., Savioni, L., & Triberti, S. (2020). Artificial intelligence in mental health: Professionals' attitudes towards AI as a psychotherapist. *Annual Review of CyberTherapy and Telemedicine, 18*(N/A), 229–233.

Sedlakova, J., & Trachsel, M. (2023). Conversational Artificial Intelligence in Psychotherapy: A New Therapeutic Tool or Agent? *The American Journal of Bioethics, 23*(5), 4–13. https://doi.org/10.1080/15265161.2022.2048739

Selaskowski, B., Reiland, M., Schulze, M., Aslan, B., Kannen, K., Wiebe, A., Wallbaum, T., Boll, S., Lux, S., Philipsen, A., & Braun, N. (2023). Chatbot-supported psychoeducation in adult attention-deficit hyperactivity disorder: Randomised controlled trial. *BJPsych Open, 9*(6), e192. https://doi.org/10.1192/bjo.2023.573

Senger, K., Schröder, A., Kleinstäuber, M., Rubel, J. A., Rief, W., & Heider, J. (2021). Predicting optimal treatment outcomes using the Personalized Advantage Index for patients with persistent somatic symptoms. *Psychotherapy Research, 32*(8), 981–993. https://doi.org/10.1080/10503307.2021.1916120

Shah, S., Gupta, A., Mann, A., Vaz, A., Caldwell, B. E., Scholz, R., Awad, P., Allemandi, R., Faust, D., Banka, H., & Rousmaniere, T. (2025). *Evaluating the Cli-*

nical Safety of LLMs in Response to High-Risk Mental Health Disclosures (No. arXiv:2509.08839). arXiv. https://doi.org/10.48550/arXiv.2509.08839

Shan, Y., Ji, M., Xie, W., Lam, K.-Y., & Chow, C.-Y. (2022). Public Trust in Artificial Intelligence Applications in Mental Health Care: Topic Modeling Analysis. *JMIR Human Factors, 9*(4), e38799. https://doi.org/10.2196/38799

Shankar, R., Bundele, A., & Mukhopadhyay, A. (2025). A Systematic Review of Natural Language Processing Techniques for Early Detection of Cognitive Impairment. *Mayo Clinic Proceedings: Digital Health, 3*(2), 100205. https://doi.org/10.1016/j.mcpdig.2025.100205

Shao, X., Liu, L., Zhu, X., Tian, C., Li, D., Zhang, L., Liu, X., Liu, Y., Zhu, G., & Li, L. (2025). Personalized game-based digital intervention for relieving depression and anxiety symptoms: A pilot RCT. *npj Mental Health Research, 4*(27). https://doi.org/10.1038/s44184-025-00052-9

Sharif, L., Almabadi, R., Alahmari, A., Alqurashi, F., Alsahafi, F., Qusti, S., Akash, W., Mahsoon, A., Poudel, D. B., Sharif, K., & Wright, R. (2025). Perceptions of mental health professionals towards artificial intelligence in mental healthcare: A cross-sectional study. *Frontiers in Psychiatry, 16,* 1601456. https://doi.org/10.3389/fpsyt.2025.1601456

Shatte, A. B. R., Hutchinson, D. M., & Teague, S. J. (2019). Machine learning in mental health: a scoping review of methods and applications. *Psychological medicine, 49*(9), 1426–1448. https://doi.org/10.1017/S0033291719000151

Siau, K., & Wang, W. (2018). Building Trust in Artificial Intelligence, Machine Learning, and Robotics. *Cutter Business Technology Journal, 31,* 47–53.

Sikström, S., Nicolai, M., Ahrendt, J., Johansson, B., & Wurm, L. H. (2024). Language or rating scales based classifications of emotions: Computational analysis of language and alexithymia. *npj Mental Health Research, 3,* Article 37. https://doi.org/10.1038/s44184-024-00080-z

Singh, S., & Beniwal, H. (2022). A survey on near-human conversational agents. *Journal of King Saud University – Computer and Information Sciences, 34*(10, Part A), 8852–8866. https://doi.org/10.1016/j.jksuci.2021.10.013

Singhal, A., Neveditsin, N., Tanveer, H., & Mago, V. (2024). Toward Fairness, Accountability, Transparency, and Ethics in AI for Social Media and Health Care: Scoping Review. *JMIR Medical Informatics, 12*(1), e50048. https://doi.org/10.2196/50048

Smodiš, R., Šonc, O., Kolenik, T., & Schiepek, G. (2025, June). *An AI intervention recommendation system for psychotherapists* [Conference poster abstract]. MEi:CogSci Conference 2025, Ljubljana, Slovenia. https://meicogsci.org/2025

Soy Educational Technology. (2025). *CBT Trainer: AI-Powered Psychotherapy Training | Virtual Patient Roleplay Simulation.* Abgerufen am 13. August 2025, von https://www.soymh.com/

Stadter, M. (2012). Presence and the Present: Relationship and Time in Contemporary Psychodynamic Therapy. Lanham, MD: Jason Aronson.

Steen, C. W., Söderström, K., Stensrud, B., Nylund, I. B., & Siqveland, J. (2024). The effectiveness of virtual reality training on knowledge, skills and attitudes of health care professionals and students in assessing and treating

mental health disorders: a systematic review. *BMC medical education, 24*(1), 480. https://doi.org/10.1186/s12909-024-05423-0
Steenstra, I., & Bickmore, T. W. (2025). *A Risk Taxonomy for Evaluating AI-Powered Psychotherapy Agents* (No. arXiv:2505.15108). arXiv. https://doi.org/10.48550/arXiv.2505.15108
Steenstra, I., Nouraei, F., & Bickmore, T. W. (2025). *Scaffolding empathy: Training counselors with simulated patients and utterance-level performance visualizations. arXiv.* https://doi.org/10.48550/arXiv.2502.18673
Steppan, M., & Eichenberg, C. (2025). Künstliche Intelligenz in der Psychotherapie: Perspektiven und Herausforderungen. *Ärztliche Psychotherapie, 20*(3), 192–200. https://doi.org/10.21706/aep-20-3-192
Subotic-Kerry, M., Borchard, T., Parker, B., Li, S. H., Choi, J., Long, E. V., Batterham, P. J., Whitton, A., Gockiert, A., Spencer, L., & O'Dea, B. (2025). While they wait: a cross-sectional survey on wait times for mental health treatment for anxiety and depression for adolescents in Australia. *BMJ open, 15*(3), e087342. https://doi.org/10.1136/bmjopen-2024-087342
Suganya, V., Prema, K., Hari Krishna, C., Siva Reddy, C., & Jaswanth, E. (2024). Emotion Recognition in Speech: A Natural Language Processing Perspective. *2024 International Conference on Advances in Computing Research on Science Engineering and Technology (ACROSET)*, 1–8. https://doi.org/10.1109/ACROSET62108.2024.10743299
Sun, J., Lu, T., Shao, X., Han, Y., Xia, Y., Zheng, Y., Wang, Y., et al. (2025). Practical AI application in psychiatry: Historical review and future directions. *Molecular Psychiatry, 30*(9), 4399–4408. https://doi.org/10.1038/s41380-025-03072-3
Supriyono, Wibawa, A. P., Suyono, & Kurniawan, F. (2024). Advancements in natural language processing: Implications, challenges, and future directions. *Telematics and Informatics Reports, 16*, 100173. https://doi.org/10.1016/j.teler.2024.100173
Szmurlo, H., & Akhtar, Z. (2024). Digital Sentinels and Antagonists: The Dual Nature of Chatbots in Cybersecurity. *Information, 15*, 443. https://doi.org/10.3390/info15080443
Tadesse, M. M., Lin, H., Xu, B., & Yang, L. (2019). Detection of Depression-Related Posts in Reddit Social Media Forum. *IEEE Access, 7*, 44883–44893. https://doi.org/10.1109/ACCESS.2019.2909180
Tadevosyan, N., Karpov, N., Andrusenko, A., Lavrukhin, V., & Jukic, A. (2025). *Unified Semi-Supervised Pipeline for Automatic Speech Recognition* (No. arXiv:2506.07659). arXiv. https://doi.org/10.48550/arXiv.2506.07659
Tahan, M., & Saleem, T. (2024). An overview of the application of artificial intelligence in psychotherapy: A systematic review. *Neuropsychiatria i Neuropsychologia, 19*, 28–39. https://doi.org/10.5114/nan.2024.141887
Taherdoost, H. (2023). Deep Learning and Neural Networks: Decision-Making Implications. *Symmetry, 15*(9), 1723. https://doi.org/10.3390/sym15091723
Tao, X., Sáenz-Lechón, N., & Eckert, M. (2025). Mapping the landscape of Artificial intelligence for serious games in Health: An enhanced meta

review. *Computers in Human Behavior Reports, 18*, 100696. https://doi.org/10.1016/j.chbr.2025.100696

Taubitz, F.-S., Büdenbender, B., & Alpers, G. W. (2022). What the future holds: Machine learning to predict success in psychotherapy. *Behaviour Research and Therapy, 156*, 104116. https://doi.org/10.1016/j.brat.2022.104116

Taye, M. M. (2023). Understanding of Machine Learning with Deep Learning: Architectures, Workflow, Applications and Future Directions. *Computers, 12*(5), 91. https://doi.org/10.3390/computers12050091

Teichter, C. (2025, April 3). *KI-basierte Medizinprodukte & Co: Wie der AI Act den Gesundheitssektor verändert*. heise online. https://www.heise.de/hintergrund/KI-Regulierung-Wie-der-AI-Act-den-Gesundheitssektor-veraendert-10337821.html

Terra, M., Baklola, M., Ali, S., & El-Bastawisy, K. (2023). Opportunities, applications, challenges and ethical implications of artificial intelligence in psychiatry: A narrative review. *The Egyptian Journal of Neurology, Psychiatry and Neurosurgery, 59*(1), 80. https://doi.org/10.1186/s41983-023-00681-z

Thakkar, A., Gupta, A., & De Sousa, A. (2024). Artificial intelligence in positive mental health: A narrative review. *Frontiers in Digital Health, 6*. https://doi.org/10.3389/fdgth.2024.1280235

Thakur, A., Ahuja, L., Vashisth, R., & Simon, R. (2023). NLP & AI Speech Recognition: An Analytical Review. *2023 10th International Conference on Computing for Sustainable Global Development (INDIACom)*. https://www.semanticscholar.org/paper/NLP-%26-AI-Speech-Recognition%3A-An-Analytical-Review-Thakur-Ahuja/e33d070584213e7d287b7eb8029905f434f232d0

Thakur, G. K., Thakur, A., Kulkarni, S., Khan, N., Khan, S., Thakur, G. K., Thakur, A., Kulkarni, S., Khan, N., & Khan, S. (2024). Deep Learning Approaches for Medical Image Analysis and Diagnosis. *Cureus, 16*(5). https://doi.org/10.7759/cureus.59507

Thesen, T., Alilonu, N. A., & Stone, S. (2024). AI Patient Actor: An Open-Access Generative-AI App for Communication Training in Health Professions. *Medical science educator, 35*(1), 25–27. https://doi.org/10.1007/s40670-024-02250-2

Thesen, T., O'Brien, W. N., Stone, S., & Pinto-Powell, R. (2025). Generative AI as the first patient: Practice, feedback, and confidence. *Medical Science Educator*. Advance online publication. https://doi.org/10.1007/s40670-025-02473-x

Tolks, D., Schmidt, J. J., & Kuhn, S. (2024). The Role of AI in Serious Games and Gamification for Health: Scoping Review. *JMIR Serious Games, 12*(1), e48258. https://doi.org/10.2196/48258

Topol, E. J. (2019). *Deep medicine: How artificial intelligence can make healthcare human again*. Hachette.

Tornero-Costa, R., Martinez-Millana, A., Azzopardi-Muscat, N., Lazeri, L., Traver, V., & Novillo-Ortiz, D. (2023). Methodological and Quality Flaws in the Use of Artificial Intelligence in Mental Health Research: Systematic Review. *JMIR Mental Health, 10*(1), e42045. https://doi.org/10.2196/42045

Torous, J., Chan, S. R., Yee-Marie Tan, S., Behrens, J., Mathew, I., Conrad, E. J., Hinton, L., Yellowlees, P., & Keshavan, M. (2014). Patient Smartphone Ownership and Interest in Mobile Apps to Monitor Symptoms of Mental Health Conditions: A Survey in Four Geographically Distinct Psychiatric Clinics. *JMIR Mental Health, 1*(1), e5. https://doi.org/10.2196/mental.4004

Tulk Jesso, S., Kelliher, A., Sanghavi, H., Martin, T., & Henrickson Parker, S. (2022). Inclusion of Clinicians in the Development and Evaluation of Clinical Artificial Intelligence Tools: A Systematic Literature Review. *Frontiers in Psychology, 13*, 830345. https://doi.org/10.3389/fpsyg.2022.830345

TÜV AI.Lab GmbH. (2025). *AI Act und MDR – A Match Made in Heaven or Double the Trouble?* TÜV AI.Lab GmbH. https://www.tuev-lab.ai/fileadmin/user_upload/20250312_TuevAILab_MDR_AIAct.pdf

Twomey, C., O'Reilly, G., Bültmann, O., & Meyer, B. (2020). Effectiveness of a tailored, integrative Internet intervention (deprexis) for depression: Updated meta-analysis. *PLoS ONE, 15*(1), e0228100. https://doi.org/10.1371/journal.pone.0228100

U. S. Food and Drug Administration, Health Canada, & Medicines and Healthcare products Regulatory Agency. (2023, October 24). *CDRH issues guiding principles for predetermined change control plans for machine learning-enabled medical devices* [Press release]. U. S. Food and Drug Administration. https://www.fda.gov/medical-devices/medical-devices-news-and-events/cdrh-issues-guiding-principles-predetermined-change-control-plans-machine-learning-enabled-medical

Ülgen Sönmez, Y., & Varol, A. (2024). In-depth investigation of speech emotion recognition studies from past to present –The importance of emotion recognition from speech signal for AI–. *Intelligent Systems with Applications, 22*, 200351. https://doi.org/10.1016/j.iswa.2024.200351

Vaidyam, A. N., Wisniewski, H., Halamka, J. D., Kashavan, M. S., & Torous, J. B. (2019). Chatbots and Conversational Agents in Mental Health: A Review of the Psychiatric Landscape. *The Canadian Journal of Psychiatry, 64*(7), 456–464. https://doi.org/10.1177/0706743719828977

van Genugten, C. R., Thong, M. S. Y., van Ballegooijen, W., Kleiboer, A. M., Spruijt-Metz, D., Smit, A. C., Sprangers, M. A. G., Terhorst, Y., & Riper, H. (2025). Beyond the current state of just-in-time adaptive interventions in mental health: A qualitative systematic review. *Frontiers in Digital Health, 7*, Article 1460167. https://doi.org/10.3389/fdgth.2025.1460167

Varghese, M. A., Sharma, P., & Patwardhan, M. (2024). Public Perception on Artificial Intelligence–Driven Mental Health Interventions: Survey Research. *JMIR Formative Research, 8*(1), e64380. https://doi.org/10.2196/64380

Varidel, M., An, V., Hickie, I. B., Cripps, S., Marchant, R., Scott, J., Crouse, J. J., Poulsen, A., O'Dea, B., McKenna, S., & Iorfino, F. (2025). Causal AI Recommendation System for Digital Mental Health: Bayesian Decision-Theoretic Analysis. Journal of medical Internet research, 27, e71305. https://doi.org/10.2196/71305

Vaswani, A., Shazeer, N., Parmar, N., Uszkoreit, J., Jones, L., Gomez, A. N., Kaiser, Ł. ukasz, & Polosukhin, I. (2017). Attention is All you Need. *Advances in Neural Information Processing Systems, 30*. https://papers.nips.cc/paper_files/paper/2017/hash/3f5ee243547dee91fbd053c1c4a845aa-Abstract.html

VDE (2025a). *Medizinischer Co-Pilot: Erstes KI-gestütztes Medizinprodukt zur Unterstützung klinischer Entscheidungen zugelassen*. https://www.vde.com/de/presse/pressemitteilungen/medizinischer-co-pilot-vde-aiq-valmed?utm_source=chatgpt.com

VDE (2025b). *Herausforderungen für KI-basierte Medizinprodukte durch den EU Artificial Intelligence Act (AIA)*. https://www.vde.com/topics-de/health/beratung/herausforderungen-ki-basierte-medizinprodukte

Venkatesh, Morris, Davis, & Davis. (2003). User Acceptance of Information Technology: Toward a Unified View. *MIS Quarterly, 27*(3), 425. https://doi.org/10.2307/30036540

Venkatesh, V., Thong, J. Y. L., & Xu, X. (2012). *Consumer Acceptance and Use of Information Technology: Extending the Unified Theory of Acceptance and Use of Technology* (SSRN Scholarly Paper No. 2002388). https://papers.ssrn.com/abstract=2002388

Vindigni, G. (2023). An Interdisciplinary Study on Generative AI: Exploring Its Efficacy in Mental Health Interventions within the Gaming Ecosystem. *British Journal of Healthcare and Medical Research, 10*(4), Article 4. https://doi.org/10.14738/bjhmr.104.15114

von Hagen, J. (2025, March 13). *KI als Co-Therapeut? Chancen und Risiken von Therapiechatbots | Psylife*. https://psylife.de/magazin/ki-als-co-therapeut-chancen-und-risiken-von-therapiechatbots

VRpatients. (2025). *PhysioLogicAI™: AI-powered adaptive healthcare simulations*. Virtual Education Systems. https://vrpatients.com/physiologicai/

Wagner, J., & Schwind, A.-S. (2025). Investigating psychotherapists' attitudes towards artificial intelligence in psychotherapy. *BMC Psychology, 13*, 719. https://doi.org/10.1186/s40359-025-03071-7

Wallenfels, M. (2018, August 6). *Neue Medizinprodukteverordnung sorgt für Unruhe*. AerzteZeitung.de. https://www.aerztezeitung.de/Wirtschaft/Neue-Medizinprodukteverordnung-sorgt-fuer-Unruhe-226896.html

Wampold, B. E. (2015). How important are the common factors in psychotherapy? An update. *World Psychiatry, 14*(3), 270–277. https://doi.org/10.1002/wps.20238

Wang, C., Liu, S., Yang, H., Guo, J., Wu, Y., & Liu, J. (2023). Ethical Considerations of Using ChatGPT in Health Care. *Journal of Medical Internet Research, 25*(1), e48009. https://doi.org/10.2196/48009

Wang, L., Bhanushali, T., Huang, Z., Yang, J., Badami, S., & Hightow-Weidman, L. (2025). Evaluating Generative AI in Mental Health: Systematic Review of Capabilities and Limitations. *JMIR Mental Health, 12*, e70014. https://doi.org/10.2196/70014

Wang, P., Ai, X., Zhang, X., Ma, F., Zhuang, Y., & Wang, S. (2024). Evaluating virtual reality technology in psychotherapy: Impacts on anxiety, depression, and ADHD. *Frontiers in Psychiatry, 15*. https://doi.org/10.3389/fpsyt.2024.1480788

Wang, R., Milani, S., Chiu, J. C., Zhi, J., Eack, S. M., Labrum, T., Murphy, S. M., Jones, N., Hardy, K., Shen, H., Fang, F., & Chen, Z. Z. (2024). PATIENT-Ψ: Using large language models to simulate patients for training mental health professionals. *arXiv*. https://doi.org/10.48550/arXiv.2405.19660

Wanniarachchi, V. U., Greenhalgh, C., Choi, A., & Warren, J. R. (2025). Personalization variables in digital mental health interventions for depression and anxiety in adolescents and youth: a scoping review. *Frontiers in digital health, 7*, 1500220. https://doi.org/10.3389/fdgth.2025.1500220

Waqas, M., Gururaj, Y. P., Mitra, V. D. S., Karri, S. A., Reddy, R., & Azeemuddin, S. (2024). *Using Virtual Reality for Detection and Intervention of Depression – A Systematic Literature Review* (No. arXiv:2403.01882). arXiv. https://doi.org/10.48550/arXiv.2403.01882

Warikoo, N., Mayer, T., Atzil-Slonim, D., Eliassaf, A., Haimovitz, S., & Gurevych, I. (2022). NLP meets psychotherapy: Using predicted client emotions and self-reported client emotions to measure emotional coherence. *arXiv preprint arXiv:2211.12512*. https://doi.org/10.48550/arXiv.2211.12512

Wassel, A. (2025). Software als Medizinprodukt. SaMD: Definition und Klassifizierung. *Regulatorisches Wissen für Medizinprodukte*. https://www.johner-institut.de/blog/iec-62304-medizinische-software/software-als-medizinprodukt-definition/

Weitz, K., Schiller, D., Schlagowski, R., Huber, T., & André, E. (2019). »Do you trust me?«: Increasing User-Trust by Integrating Virtual Agents in Explainable AI Interaction Design. *Proceedings of the 19th ACM International Conference on Intelligent Virtual Agents*, 7–9. https://doi.org/10.1145/3308532.3329441

Weizenbaum, J. (1966). ELIZA – a computer program for the study of natural language communication between man and machine. *Commun. ACM, 9*(1), 36–45. https://doi.org/10.1145/365153.365168

Weizenbaum, J. (1976). *Computer power and human reason: From judgment to calculation*. W. H. Freeman.

Westera, W., Prada, R., Mascarenhas, S., Santos, P. A., Dias, J., Guimarães, M., Georgiadis, K., Nyamsuren, E., Bahreini, K., Yumak, Z., Christyowidiasmoro, C., Dascalu, M., Gutu-Robu, G., & Ruseti, S. (2020). Artificial intelligence moving serious gaming: Presenting reusable game AI components. *Education and Information Technologies, 25*(1), 351–380. https://doi.org/10.1007/s10639-019-09968-2

Wiederhold, B., Gavshon, L., & Wiederhold, M. (2010). A psychodynamic view of virtual reality exposure therapy. *Journal of Cyber Therapy and Rehabilitation, 3*, 395–403.

Wilson, B. S., Tucci, D. L., Moses, D. A., Chang, E. F., Young, N. M., Zeng, F.-G., Lesica, N. A., Bur, A. M., Kavookjian, H., Mussatto, C., Penn, J., Goodwin, S., Kraft, S., Wang, G., Cohen, J. M., Ginsburg, G. S., Dawson, G., & Francis, H. W. (2022). Harnessing the Power of Artificial Intelligence in Otolaryngology and the Communication Sciences. *Journal of the Association for Research in Otolaryngology, 23*(3), 319–349. https://doi.org/10.1007/s10162-022-00846-2

Wirtschaftskammer Österreich (2025). *AI Act – Die KI-Verordnung der EU.* wko.at. https://www.wko.at/digitalisierung/ai-act-eu

Wray, T. B., Kemp, J. J., & Adams Larsen, M. (2023). Virtual reality (VR) treatments for anxiety disorders are unambiguously successful, so why are so few therapists using it? Barriers to adoption and potential solutions. *Cognitive behaviour therapy, 52*(6), 603–624. https://doi.org/10.1080/16506073.2023.2229017

Xu, Y., Liu, X., Cao, X., Huang, C., Liu, E., Qian, S., Liu, X., et al. (2021). Artificial intelligence: A powerful paradigm for scientific research. *The Innovation, 2*(4). https://doi.org/10.1016/j.xinn.2021.100179

Yan, W.-J., Ruan, Q.-N., & Jiang, K. (2022). Challenges for Artificial Intelligence in Recognizing Mental Disorders. *Diagnostics, 13*(1), 2. https://doi.org/10.3390/diagnostics13010002

Yazici, İ., Shayea, I., & Din, J. (2023). A survey of applications of artificial intelligence and machine learning in future mobile networks-enabled systems. *Engineering Science and Technology, an International Journal, 44*, 101455. https://doi.org/10.1016/j.jestch.2023.101455

Yilma, B. A., Kim, C. M., Ludden, G., van Rompay, T., & Leiva, L. A. (2025). The AI-therapist duo: Exploring the potential of human-AI collaboration in personalized art therapy for PICS intervention. *arXiv preprint.* https://doi.org/10.48550/arXiv.2502.09757

Youper.ai. (2025). *Safe and Effective AI For Mental Healthcare – Youper.* https://www.youper.ai/tech

Yu, Y., Liu, Y., Zhang, J., Huang, Y., & Wang, Y. (2025). *Understanding Generative AI Risks for Youth: A Taxonomy Based on Empirical Data* (No. arXiv:2502.16383). arXiv. https://doi.org/10.48550/arXiv.2502.16383

Zemčík, T. (2019). A Brief History of Chatbots. *DEStech Transactions on Computer Science and Engineering.* https://doi.org/10.12783/dtcse/aicae2019/31439

Zhang, H., Zhang, L., & Jiang, Y. (2019). Overfitting and Underfitting Analysis for Deep Learning Based End-to-end Communication Systems. *2019 11th International Conference on Wireless Communications and Signal Processing (WCSP)*, 1–6. https://doi.org/10.1109/WCSP.2019.8927876

Zhang, P., Wang, R., Luo, J., & Shi, L. (2025). Micro-Expression Recognition Algorithm Using Regions of Interest and the Weighted ArcFace Loss. *Electronics, 14*(1), 2. https://doi.org/10.3390/electronics14010002

Zhang, T. T., Saunders, R., Pilling, S., & O'Driscoll, C. (2025, July 9). CBT Trainer: AI Patient for Training CBT Therapists – a Pilot Study. https://doi.org/10.31234/osf.io/h84qn_v3

Zhang, Y., Stewart, C., Ranjan, Y., Conde, P., Sankesara, H., Rashid, Z., Sun, S., Dobson, R. J. B., & Folarin, A. A. (2024). *Large-scale digital phenotyping: Identifying depression and anxiety indicators in a general UK population with over 10,000 participants.* arXiv. https://doi.org/10.48550/arXiv.2409.16339

Zhang, Y., Wang, J., Zong, H., et al. (2025). The comprehensive clinical benefits of digital phenotyping: From broad adoption to full impact. *NPJ Digital Medicine, 8,* 196. https://doi.org/10.1038/s41746-025-01602-5

Zhang, Z., & Wang, J. (2024). Can AI replace psychotherapists? Exploring the future of mental health care. *Frontiers in Psychiatry, 15.* https://doi.org/10.3389/fpsyt.2024.1444382

Zhao, X., Shao, C., Qiao, S., Liu, S., Liang, Y., Ma, L., & Zhang, R. (2025, July 31). *BERT-based context-aware emotion recognition model for improving mental health assessment.* In: *Proceedings of the 2nd Guangdong-Hong Kong-Macao Greater Bay Area International Conference on Digital Economy and Artificial Intelligence (DEAI '25)* (pp. 201–209). Association for Computing Machinery. https://doi.org/10.1145/3745238.3745273

Zheng, X., & Zhang, J. (2025). The usage of a transformer based and artificial intelligence driven multidimensional feedback system in english writing instruction. *Scientific Reports, 15*(1), 19268. https://doi.org/10.1038/s41598-025-05026-9

Zhong, W., Luo, J., & Zhang, H. (2024). The therapeutic effectiveness of artificial intelligence-based chatbots in alleviation of depressive and anxiety symptoms in short-course treatments: A systematic review and meta-analysis. *Journal of Affective Disorders, 356,* 459–469. https://doi.org/10.1016/j.jad.2024.04.057

Zhu, S., Chen, Z., Bi, G., Li, B., Deng, Y., Wan, D., Peng, L., Xiao, X., Zhang, R., Lv, T., Hu, Z., Li, F., & Huang, M. (2025). *Ψ-Arena: Interactive assessment and optimization of LLM-based psychological counselors with tripartite feedback.* arXiv. https://arxiv.org/abs/2505.03293

Zipfel, S., Lutz, W., Schneider, S., Schramm, E., Delgadillo, J., & Giel, K. E. (2024). The future of enhanced psychotherapy: Towards precision psychotherapy. *Psychotherapy and Psychosomatics, 93*(4), 230–236. https://doi.org/10.1159/000539022

Zwerenz, R., Becker, J., Knickenberg, R. J., Siepmann, M., Hagen, K., & Beutel, M. E. (2017). Online Self-Help as an Add-On to Inpatient Psychotherapy: Efficacy of a New Blended Treatment Approach. *Psychotherapy and Psychosomatics, 86*(6), 341–350. https://doi.org/10.1159/000481177

Die Autor:innen

Christiane Eichenberg, Univ.-Prof. Dr., Diplom-Psychologin und Psychotherapeutin (Psychoanalyse), ist Leiterin des Instituts für Psychosomatik an der Fakultät für Medizin der Sigmund Freud PrivatUniversität Wien. Zu den Forschungs-, Publikations- und Vortragstätigkeiten siehe www.christianeeichenberg.de.

Henrik Bischoff, M.Sc., Psychologe mit Schwerpunkt auf klinischer und neurokognitiver Psychologie, lehrt und forscht derzeit an der Sigmund Freud PrivatUniversität Wien. Forschungsschwerpunkte sind E-Mental-Health sowie die Rolle interozeptiver und affektiver Prozesse für die psychische Gesundheit.

Julian Krusche, M.Sc., Psychologe, wissenschaftlicher Mitarbeiter am Institut für Psychosomatik an der Medizinischen Fakultät und Doktorand an der Psychologischen Fakultät der Sigmund Freud PrivatUniversität in Wien, Österreich.